U0121630

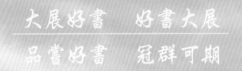

大展好書　好書大展
品嚐好書　冠群可期

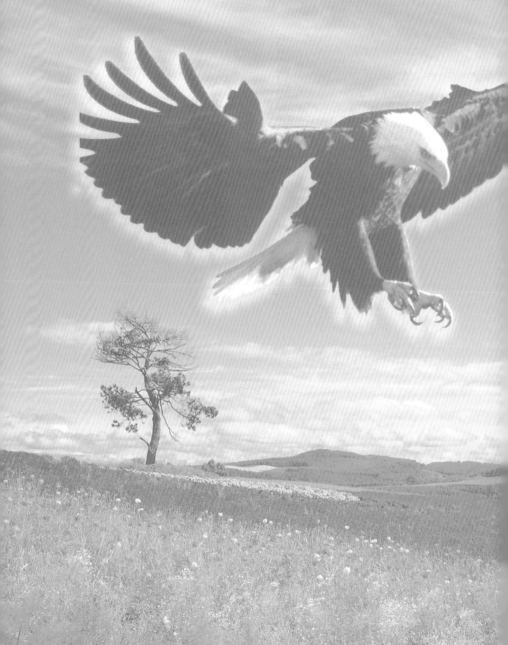

大展好書　好書大展
品嘗好書　冠群可期

名醫與您 ⑥

知名專家細說

骨 科 病

張春雨 編著

品冠文化出版社

國家圖書館出版品預行編目資料

知名專家細說 骨科病／張春雨編著
——初版，——臺北市，品冠文化，2011〔民100.10〕
面；21公分，——（名醫與您；6）
ISBN 978-957-468-837-1（平裝）

1.骨科

416.6   100015637

知名專家細說 骨科病

編　　著／張　春　雨
責任編輯／吳　萍　芝
發 行 人／蔡　孟　甫
出 版 者／品冠文化出版社
社　　址／台北市北投區（石牌）致遠一路2段12巷1號
電　　話／(02) 28233123・28236031・28236033
傳　　真／(02) 28272069
郵政劃撥／19346241
網　　址／www.dah-jaan.com.tw
E-mail／service@dah-jaan.com.tw
登 記 證／北市建一字第227242號
承 印 者／傳興印刷有限公司
裝　　訂／建鑫裝訂有限公司
排 版 者／千兵企業有限公司
授 權 者／安徽科學技術出版社
初版1刷／2011年（民100年）10月

售　價／220元

潛伏在中老年人身邊的 「不死癌症」——骨科病

　　人體共有206塊骨骼，它們大小不等，形狀各異，共同組成了人體的骨骼系統。可以說，人體的骨骼就像房屋的鋼筋，起著支撐身體和保護內臟器官及重要組織的作用。此外，它還是人體的造血器官，是生成血細胞的地方。同時它又是人體的鈣元素庫，人體內有99％的鈣質是儲存在骨骼內的。骨骼的健康與人體健康息息相關，骨骼一旦發生病變，將直接影響人體的健康狀況。

　　隨著生活水準的提高和生活節奏的加快，越來越多的人承受著骨病的折磨。例如，在中國接近14億人口中約有1/4的人正遭受著骨病的折磨，尤其是那些本應安度晚年的老年人。骨病患者輕者行動不便，肢體疼痛麻木；重者肌肉萎縮，甚至喪失生活能力，且易累及心、腎等器官，給患者帶來極大的痛苦。因此，骨病被人們稱為「不死癌症」，它潛伏在中老年人的身邊，時刻威脅著中老年人的健康。

　　骨病主要包括骨質疏鬆症、頸椎病、肩周炎、關節病、椎間盤突出、骨折等疾病。這些疾病使許多中老年人承受著頸、腰、肢體疼痛的折磨，同時還承受著巨大的精神壓力和經濟壓力。如頸椎病常使40歲以上的中老年人出現頸、肩臂、肩胛、上背及胸前區疼痛，手臂麻木，肌

肉萎縮，甚至四肢癱瘓。

此外，頸椎病還會引發多種疾病，給患者帶來巨大的痛苦。而骨質疏鬆症是一種全身骨代謝障礙疾病，患者得此病後，會出現全身疼痛、身長縮短、駝背、易骨折、呼吸功能下降等症狀，嚴重影響患者的生活和工作。肩周炎的危害也很大，一旦發病，患者就無法正常工作，生活也受到影響，嚴重者引起肌肉萎縮。有時由於關節周圍廣泛發生粘連，使關節各方向的活動明顯受限制，甚至引起關節僵硬，形成「凍結肩」。

骨病的危害巨大，但如果採取正確的方法，骨病是可以預防的。而患了骨病的患者也不必擔心，只要治療得當、用藥合理，再加上合理的飲食、運動，骨病就可以得到控制，從而過上健康、快樂的生活。

目　錄

目　錄

悄悄襲來的流行病
——骨質疏鬆症

骨質疏鬆症是中老年人常見的骨病，是一種以骨量減少，骨組織顯微結構受損，繼而引起骨骼脆性增加和骨折危險性增高的系統性骨骼疾病。臨床以腰背疼痛、身高縮短、駝背，甚至骨折為主要表現。中老年人要防治骨質疏鬆，應採取科學的方法，同時還應結合飲食、運動療法，在日常生活中也要隨時注意，這樣才能收到較好的防治效果。

骨 科 病

你易患骨質疏鬆症嗎？

骨質疏鬆症是一種嚴重危害中老年人健康的疾病，但目前醫學上還沒有安全而有效的根治方法來幫助已經疏鬆的骨骼恢復原狀。因此，正確認識、早期預防骨質疏鬆症尤為重要。那麼，你易患骨質疏鬆症嗎？做一做下面這個測試，你就知道了。

根據自己的實際情況回答下面的問題，符合的就回答「是」，不符合的就回答「否」。

(1) 你的父母曾跌斷過股骨嗎？

(2) 你自己曾骨折過嗎？

(3) 你是否服用類固醇超過3個月呢?

(4) 你的身高減少是否超過3公分了呢？

(5) 你經常飲酒嗎？

(6) 你每天都吸菸嗎？每天吸菸超過20支嗎？

(7) 你是否經常腹瀉（如腹腔病或節斷性結腸炎）？

(8) 你是否在45歲或45歲之前已停經？

(9) 除懷孕期間外，你是否曾停經超過1個月？

(10) 你是否因雄激素過低而引起陽痿或性慾減退呢？

測試結果：

如果你對上述任何一個問題回答「是」的話，那麼，你就有可能患骨質疏鬆症。你最好去醫院諮詢一下，看是否需要做進一步的檢查。

━━━▶ 揭開骨質疏鬆症的神秘面紗 ◀━━━

1. 骨質疏鬆症及其症狀

骨質疏鬆症是中老年人的常見病和多發病，危害非常大，給患者和其家人帶來極大的痛苦。那麼，什麼是骨質疏鬆症呢？

骨質疏鬆症是以全身性骨量減少及骨組織顯微結構改變為特徵，單位體積骨量降低，骨質有機成分生成不足，骨礦物質和骨基質等比例不斷減少，骨質變薄，骨脆性增加，骨強度降低和骨折危險度升高的一類骨骼疾病。

骨質疏鬆症的主要症狀有如下幾種。

● 疼　痛

骨質疏鬆症的最常見症狀是腰背疼痛，這種疼痛沿脊柱向兩側擴散，仰臥或坐位時疼痛減輕，直立後伸展或久立、久坐時疼痛加劇；日間疼痛輕，夜間和清晨醒來疼痛重；彎腰、肌肉運動、咳嗽、大便用力時疼痛都有加重。

● 身高縮短

患上骨質疏鬆症後，患者體內的椎體變形、縮短。老年人骨質疏鬆時椎體壓縮，每節椎體縮短2毫米左右，身高平均縮短3～6公分。

● 彎腰駝背

骨質疏鬆症患者的脊柱椎體會發生楔形改變，導致脊柱前傾、背曲加劇，因此，會出現彎腰駝背的症狀。

● 骨　折

骨折是老年性骨質疏鬆症最常見和最嚴重的併發症。

骨科病

骨質疏鬆症所致的骨折在老年前期以橈骨遠端骨折為多見，老年中後期以胸腰椎和股骨上端骨折為多見。

● 胸悶氣短

骨質疏鬆症患者的胸廓會變形，胸腔內臟器受壓迫，特別是肺部受到更大的壓迫，導致患者出現胸悶氣短的症狀。

當自己的身體出現不適時，一定要及時去醫院診治，不能貽誤病情。

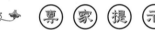

專　家　提　示

　　骨質疏鬆症是一種表現為骨組織的質量及結構退化的疾病。通常情況下，骨量的減少可以沒有任何症狀而隱匿發生，直到骨量丟失到一定程度，人體才可能表現出症狀。因此，老年人應每年做一次骨骼檢查。

2. 骨質疏鬆症的分類

骨質疏鬆症可以分為以下幾類。

● 原發性骨質疏鬆症

這類骨質疏鬆症又被稱為退行性骨質疏鬆症，是指隨著年齡增加或絕經，骨骼出現的病變。主要包括老年性骨質疏鬆症和絕經後骨質疏鬆症。

● 繼發性骨質疏鬆症

是指由於某些疾病（內分泌疾病和非內分泌疾病）和某些原因所致的骨質疏鬆症。如甲亢性骨質疏鬆症、糖尿

病性骨質疏鬆症等。繼發性骨質疏鬆症占全部骨質疏鬆症的10%～15%。

● 原因不明特發性骨質疏鬆症

是指非目前所知的任何原因引起的骨質疏鬆症，如遺傳性骨質疏鬆症等。

根據骨質疏鬆症發生的範圍又可分為兩類。

● 全身性骨質疏鬆症

如老年性骨質疏鬆症、甲狀腺功能亢進性骨質疏鬆症等。

● 局限性骨質疏鬆症

如類風濕關節炎性骨質疏鬆症，肢體石膏固定後引起的局部骨質疏鬆症等。

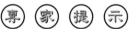

其實，骨質疏鬆症並不是中老年人的「專利」，有些青少年也會患上骨質疏鬆症。其表現多為突然骨痛，受到輕微創傷後即可引起骨折。

你知道嗎？

什麼是骨量？

骨量是指單位體積內，骨組織〔骨礦物質（鈣、磷等）和骨基質（骨膠原、蛋白質、無機鹽等）〕的含量。骨量同遺傳、營養、運動、日照、保健都有關係。

骨科病

3. 骨質疏鬆症的病因

骨質疏鬆症的病因至今仍未完全明瞭，許多專家認為骨質疏鬆症可能是多種因素綜合作用的結果。下面這幾個因素與骨質疏鬆症的發生都有著密切的關係。

● 內分泌不調

與骨質疏鬆症有關的激素有8種之多，它們是雌激素、甲狀旁腺素、降鈣素、活性維生素D、甲狀腺素、雄激素、皮質類固醇激素、生長激素等，而以前4種激素尤為重要，特別是性激素，它起著決定性的作用，尤其對婦女的影響更為明顯。例如卵巢摘除或過早閉經的女性，由於雌激素分泌減少或不分泌，易發生骨質疏鬆。雌激素具有抑制骨吸收、增強成骨細胞活動、抑制骨鈣溶出、促進骨重建的作用；雄激素具有促進蛋白合成、促進骨基質合成的作用。老年人由於性腺功能減退，雌激素、雄激素的生成減少，因而易發生骨質疏鬆。

● 營養攝入不足

如果人體攝入的營養不足，也易發生骨質疏鬆。鈣、磷、蛋白質、微量元素（氟、鎂、鋅）、維生素C、維生素D等的缺乏與骨質疏鬆症密切相關。其中尤以鈣、磷兩種元素缺乏為主要原因。

● 運動量少

運動與骨量多少、骨質疏鬆症的發生有密切關係。運動時，神經內分泌調節會為骨骼提供充分的礦物營養，使全身和局部骨鈣含量增加；運動還可以保持對骨骼一定的機械刺激，刺激成骨細胞的活性，促進骨的形成；運動鍛

鍊還可使絕經期婦女的雌激素分泌輕度增加。當這種機械刺激減少或消失時，骨的吸收會超過骨的形成，進而導致骨質疏鬆症。人的運動能力隨年齡的增加而減退，增齡使骨骼系統和肌肉功能發生退行性變化，而經常運動可推遲這種退化性變化。

老年人由於行動遲緩、鍛鍊少或長期臥床，易發生骨質的丟失，所以老年人可適當鍛鍊，這樣不僅可使肌肉適應性加強，增加肌肉的力量，而且可減少骨量丟失，改進骨的質量，從而降低患骨質疏鬆症的危險性。

● **遺傳因素**

遺傳因素也是骨質疏鬆症發生的一個重要原因。例如，白種人、黃種人比黑人發生骨質疏鬆症及骨折的機會多，且症狀較重；身材矮小的人較身材高大的易發生骨質疏鬆症；即使生活條件、身體狀態、環境因素相近、性別相同、年齡相近的兩個人，其骨質疏鬆症的發生和程度也有差別，這些事實都揭示了骨質疏鬆症與遺傳基因有關。

● **性別與年齡因素**

人的骨量在35～40歲開始下降，女性在絕經以後的骨量丟失遠遠高於男性，故女性的骨質疏鬆患病率大大高於男性，比男性高2～8倍。男性的骨量丟失始終是緩慢進行的，骨質的總丟失量比女性相對較小，因骨質疏鬆而導致骨折的發生率也較女性低。

年齡是影響人體骨礦含量的主要因素之一。人自出生到20歲，骨礦含量隨年齡的增長不斷增加，骨組織的形成速度快於吸收，骨骼逐漸變得緻密、堅硬。骨量增長率男性高於女性。20～30歲，骨的吸收與形成趨於平衡，骨

量增長逐漸緩慢。30～40歲，骨量達到一生中的峰值，並維持相對穩定，持續5～10年。女性40～49歲，男性40～64歲，骨量開始緩慢減少。女性50歲以後的5～10年內，特別是女性絕經以後，由於血中雌激素等濃度下降，骨量急劇流失。此後，隨著年齡增長，骨量丟失又趨於緩慢，但骨骼變得越來越脆弱。骨質疏鬆症患者以絕經期婦女居多，女性50歲、男性60歲後發病率升高，80歲以上達到高峰，女性患病率可達100％。

● **免疫功能**

免疫功能對骨重建有調節作用，因此免疫功能改變與骨質疏鬆症的發生也有關係。如類風濕關節炎可以引起骨質疏鬆症，提示結締組織免疫功能老化或缺乏可能與骨質疏鬆症的發病也有一定關係。

● **疾病因素**

一些全身性疾病，如甲狀旁腺功能亢進、甲狀腺功能亢進、糖尿病、肝腎疾病、腸胃疾病、類風濕關節炎等都可引起骨質疏鬆症的發生。此外，影響身體活動的疾病，如偏癱、長期臥床的患者，也易發生骨質疏鬆症。

● **藥物因素**

長期使用某些藥物可影響鈣的吸收，使尿鈣排泄增加，導致骨量丟失，引起骨質疏鬆症。這些藥物有：腎上腺糖皮質激素（如潑尼松、地塞米松等），抗癲癇藥（如苯妥英鈉、苯巴比妥、撲米酮等），避孕藥（如炔雌烯醇等），抗結核藥（如異煙肼、利福平等），含鋁抗酸藥（如氫氧化鋁、複方氫氧化鋁、硫糖鋁、複方鋁酸鉍等），肝素等。

● 氣候與環境因素

氣候的變化影響人體的骨代謝及其營養狀況，長期氣候的不適宜會導致骨質疏鬆症的發生，突然的氣候變化也會加重骨質疏鬆症。

環境污染主要為空氣污染、食物污染和水污染，這類污染物中含有對骨骼有害的鉛、鋁、鎘等重金屬，由呼吸或飲食進入人體後，會影響骨骼對鈣、磷的吸收，使成骨少於破骨，從而加重骨質疏鬆症。

專 家 提 示

磷是骨質無機成分中僅次於鈣的第二大元素，磷與鈣一起參與骨代謝。骨質形成需要磷，若磷代謝異常則可形成骨質疏鬆症。磷的缺乏主要是由於某些疾病引起腸道吸收障礙，或由於飲食中磷攝入不足而導致的。

4. 骨質疏鬆症的高發人群

骨質疏鬆症是一種常見病，哪些人易得骨質疏鬆症呢？

● 中老年人

隨著年齡的增加，一般人在35歲時達到自己的骨量最高峰，從這時起，隨著年齡的增加，機體各器官功能逐漸減退，身體激素水準和代謝發生變化，骨量逐漸減少。

隨著老年人的各個器官均退化，尤其以消化功能和肝腎功能明顯，食量減少，吸收功能差，鈣、磷、維生素D及其他營養物質攝入不足，直接影響骨的合成；另外，老

骨科病

年人性激素、降鈣素分泌減少，甲狀旁腺素分泌增多，使骨形成減少，骨吸收加快；隨著年齡的增長，老年人運動功能減退，活動量減少、負重減少，骨骼缺乏必要的機械刺激，使骨形成作用減弱，骨吸收作用增強；加之戶外活動不足，日照量不夠，使活性維生素D的產生量減少，也直接影響骨的生成；老年人易患許多疾病，如糖尿病、甲狀腺功能亢進、肝病、腎病等，加重了機體負擔，代謝功能受到影響；同時所服藥物種類增多，也會使骨的形成減少，丟失增加；如果長期飲酒、吸菸，也可促發和加重骨質疏鬆症。受以上一種或多種原因的綜合影響，所以老年人易患骨質疏鬆症。

● 絕經期婦女

婦女30歲以後破骨速率高於成骨速率，骨量逐漸丟失；尤其在絕經後的20年間，由於雌激素低落，骨量丟失速度呈指數增加，總量可達20％～30％，特別是在絕經後3～5年丟失最多；加之由於衰老而引起成骨細胞功能下降、腸鈣吸收減少、皮膚合成維生素D減少等因素，更加重了骨量的丟失。所以絕經期婦女也容易得骨質疏鬆症。

● 妊娠期婦女

妊娠期，母體除維持自身營養外還要滿足胎兒生長發育的需要，如果過於注意滋補，膳食結構不合理或偏食，不僅不能滿足對營養物質的需求，還會引起骨營養不足，尤其從妊娠第4個月開始胎兒生長需要的鈣增多，到妊娠末期及分娩期，孕婦骨鈣將丟失8％～10％，使母體骨鈣減少；妊娠期腎上腺皮質激素分泌增加，妨礙鈣的吸收；妊娠晚期胎頭入盆後壓迫閉孔神經，機械性壓迫導致局

部神經營養障礙,如髖骨等易出現骨質疏鬆;妊娠期婦女由於戶外運動、日光照射減少,使維生素D生成減少,導致骨形成不足;妊娠期婦女往往生化及內分泌發生改變,從而導致骨代謝異常。因此,妊娠期婦女易出現骨質疏鬆症。

● 哺乳期婦女

由於偏食及哺乳嬰兒的需要,導致骨營養素缺乏,使骨量減少;分娩中發生的局部意外產傷,會導致骨骼中血液和神經營養障礙,使骨形成不足;乳母在一年哺乳期內,如鈣的補充不足,要丟失7%～8%的骨鈣;哺乳期婦女生活負擔、心理負擔加重,會造成骨代謝失調;哺乳期婦女戶外運動減少,導致骨刺激減少,也會引起骨吸收、骨形成障礙;有些哺乳期婦女還易患一些引起骨質疏鬆症的疾病,如慢性胃腸道疾病、甲狀旁腺功能亢進等。因此,哺乳期婦女易患骨質疏鬆症。

● 甲狀旁腺功能亢進患者

甲狀旁腺素(PTH)是調節體內鈣、磷平衡的重要激素。患甲狀旁腺功能亢進時,甲狀旁腺激素分泌增多,作用於骨骼,使破骨細胞活性增強,骨吸收加快,大量骨鈣釋出、入血,使骨質大量丟失,出現骨密度減低,因此,易導致骨質疏鬆症和骨折的發生。

● 糖尿病患者

由於糖代謝障礙而存在的蛋白質、脂肪代謝障礙,使成骨細胞活性減弱,而破骨細胞活性相對增強;糖尿病患者的血糖、尿糖水平均較高,可產生滲透性利尿,由於大量排尿,從而導致大量的鈣、磷由尿中排出;同時,人

骨 科 病

體內源性維生素D的合成需要胰島素參與，在患有糖尿病時，由於胰島素缺乏或減少，常可使維生素D合成減少，從而影響骨的形成。

● 乳糖酶缺乏症患者

一些人飲用牛奶時，奶中的乳糖不能被消化分解吸收而發生腹痛、腹瀉等症，這類人也易患骨質疏鬆症。

● 腸胃疾病患者

腸胃疾病，如胃炎、胃潰瘍、慢性腸炎等，易引起胃腸道對鈣、磷、鎂、維生素D的消化、吸收減少，導致骨量減少而形成骨質疏鬆症。同時，慢性胃腸道疾病導致消化吸收障礙時，也會影響微量元素的吸收，繼而發生骨質疏鬆症。

● 長期臥床患者

負重和運動對骨的生長和再建是一種機械性刺激，肌肉收縮對骨的應激是維持骨礦含量最有效的刺激，失去這種刺激，骨的生長、再建、骨量均受影響，而長期臥床後雙下肢、軀幹骨處於完全不負重狀態，且四肢及軀幹運動量明顯減少，肌肉收縮量及幅度減少，對骨的刺激和應力減少，尤其昏迷、癱瘓使肢體運動和肌肉收縮完全喪失，如果不進行被動運動訓練，則骨骼完全處於無負荷、無應力刺激狀態，骨量會逐漸減少，一般臥床4週即可在臨床上表現出骨質疏鬆。

因消耗性疾病而長期臥床者，全身內分泌代謝異常，導致腸蠕動減慢，胃腸功能低下，激素水準異常，就會引起骨吸收異常、骨形成不足，從而發生骨質疏鬆症。

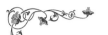 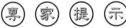

專 家 提 示

女性患骨質疏鬆症的比例要高於男性。因此，女性對骨骼健康的關注要多一些。每年可到專業機構做骨密度檢查。

你離骨質疏鬆症有多遠

1. 預防骨質疏鬆症的7個舉措

預防骨質疏鬆症，就要關注骨質疏鬆症的高危人群，從而離骨質疏鬆症遠一些。要做到這一點，可以採取下面這7個舉措。

注意營養合理 注意增加營養，重視蛋白質、維生素（特別是維生素D）和鈣、磷的補充，改善膳食結構，多攝入富含鈣質的食物，可多吃牛奶、骨頭湯、豆製品、水果及新鮮蔬菜等。

改掉抽菸、喝酒的壞習慣 酒精中毒可導致骨質疏鬆，吸菸過多能增加血液酸度，使骨質溶解。因此，應該改掉這兩個壞習慣。

多運動 運動對人體骨骼有刺激性作用，使其保持活性，增加骨的形成，因此，應經常進行適當的體育運動，如散步、瑜伽、太極拳、健身操、跑步、輕跳步或原地輕跳以及游泳等，但不宜劇烈運動。

多進行日光浴 多到戶外活動，進行適量日光浴，以增加維生素D的生成。

骨 科 病

不可濫用藥物 某些藥物對骨代謝有不良影響，因此用藥時要權衡利弊，不隨意用藥，不濫用藥物，特別是要慎用激素類藥物。

早預防 研究表明，骨質疏鬆症發生與否，取決於一個人青年時期峰值骨量達到的水準。若峰值骨量比較高，則發生骨質疏鬆症的危險性就低。人從出生至20歲是骨量隨年齡增長而持續增加的時期，30歲時人體骨量達到峰值後，又隨年齡增加而逐漸丟失。因此，預防骨質疏鬆症要從兒童時期做起，至少應從年輕時開始，以努力提高峰值骨量，增加抗骨質疏鬆的儲備能力，進而延緩骨質疏鬆症的發生，或減輕其程度。

避免發生骨折 戶外活動、外出、夜間起床應倍加小心，減少和避免受傷，以免引起骨折。一旦發生骨折，須臥床休息，並用夾板或支架妥善固定，及時送往醫院醫治。

專 家 提 示

為了避免中年以後出現骨質疏鬆症，應自幼就養成每日適度運動的好習慣，並長期堅持下去。

你知道嗎？

喝咖啡可以導致骨質疏鬆症嗎？

研究表明，咖啡攝入量與婦女髖骨骨折發生率正相關。咖啡因能抑制腎12羥化酶活性，降低腸鈣吸收，降

低骨質對鈣鹽的親和力，抑制骨質對鈣鹽的攝取。咖啡因攝入過多，可使尿鈣及內源性糞鈣丟失，骨吸收增加。因此，要減少咖啡攝入量，每天攝入量最好少於400毫克。每天補鈣800毫克，可防止甚至避免骨質疏鬆症的發生。

2. 老年性骨質疏鬆症的三級預防

要想老年時不得骨質疏鬆症，應做好下面這幾項預防工作。

● 一級預防

這級預防應從兒童、青少年時期做起。可合理攝入營養，多食用含鈣、磷多的食品，如魚、蝦皮、海帶、牛奶、雞蛋、豆類、粗雜糧、芝麻、綠葉蔬菜等；堅持科學的生活方式，不吸菸，不飲酒，少喝濃茶、咖啡及碳酸飲料，少吃糖、食鹽等。

● 二級預防

到中年後，尤其是婦女絕經後，骨量丟失加快。這一時期應每年進行骨密度檢查，對快速骨量減少者，應及早採取防治對策。

此外，人到中年後，還應注意積極預防和治療與骨質疏鬆症有關的疾病，如糖尿病、類風濕關節炎、甲狀旁腺功能亢進、甲狀腺功能亢進、肢端肥大症、脂肪瀉、慢性腎炎、慢性肝炎、肝硬化等。

● 三級預防

步入老年後，要想不得骨質疏鬆症，應制定合理的飲食結構，積極參加戶外活動。老年人要多食用一些含鈣、

骨 科 病

磷、維生素、蛋白質豐富的食物，如海產品、牛奶、蛋類、瘦肉等。戶外活動可調節全身代謝狀態，改善骨骼血液循環，減緩骨骼衰老，可選用運動量適宜的活動，如太極拳、門球和撞球等。每天戶外活動至少2小時，也對預防骨質疏鬆症有益。

專 家 提 示

老年骨質疏鬆症患者應積極進行抑制骨吸收（雌激素、降鈣素、鈣)、促進骨形成(活性VD)的藥物治療，還應加強防摔、防碰、防絆、防顛等措施，以防骨折。對老年骨折患者，應積極進行手術治療，實行堅強的內固定，止痛，早期活動，促進骨生長，遏制骨丟失，提高免疫功能及整體素質。加強保健意識，提高自我保健水準。

3. 預防絕經後骨質疏鬆症的方法

女性朋友要預防絕經後骨質疏鬆症，可採取下面這幾種方法。

● 方法一：提高骨峰值

骨峰值是指人體骨骼中單位體積內骨量的最大值。女性在青春期，應使骨沉積量大大增加，儲備大量的骨量。為了達到這一目的，女性朋友應該注意做到以下幾點：

注意合理的營養及鈣的攝入量，多喝牛奶，多吃蝦、魚、蛋類、新鮮蔬菜等食物，並注意飲食的合理搭配；

堅持進行體育運動，促進骨骼對鈣的吸收；

多參加戶外活動，接受足夠的日照，促進腸道對鈣的吸收；

避免不良的生活習慣，不吸菸，不飲酒，不喝濃茶、咖啡等。

● 方法二：減少骨丟失率

女性朋友絕經後，要減少骨丟失率。要做到這一點，就應補充大量的鈣、磷成分，不僅要從飲食中攝取，還要服一定量的補鈣藥物，絕經後應每日攝入元素鈣1500毫克；此外，還要加強身體鍛鍊，多曬太陽，以避免或減少骨的丟失。

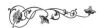

如果有的女性朋友在絕經後患上骨質疏鬆症，也可在醫生的指導下，根據病情採用雌激素替代療法。

你知道嗎？

女性的絕經年齡通常在45～55歲。而要推遲絕經年齡，應糾正抽菸、喝酒等壞習慣，並積極預防某些婦科疾病，如子宮肌瘤、子宮頸癌、子宮體癌、乳腺癌等。

骨科病

━━━━━━━▪ 科學治療骨質疏鬆症 ▪━━━━━━

1. 骨質疏鬆症的治療原則

要治療骨質疏鬆症，先要掌握骨質疏鬆症的治療原則。

● **原則一：對症治療**

骨質疏鬆症的臨床表現主要為疼痛、駝背、骨折等。發病後應先根據臨床出現的症狀和體徵進行處理，可採用藥物療法、物理療法、外科療法、運動療法、飲食療法等。

● **原則二：儘量減少、延緩骨量丟失**

女性35歲、男性40歲以後會出現骨量丟失，因此，應想盡辦法延緩其骨量丟失。尤其是女性，在絕經後快速丟失時應採取相應的治療和預防措施，如雌激素替代療法等。

● **原則三：根據病因治療**

引起骨質疏鬆症的原因很多，在治療骨質疏鬆時，應盡力找出致病原因，然後有針對性地採取治療措施。一旦控制住病因，病情可逐漸好轉。

● **原則四：預防併發症**

骨質疏鬆症最嚴重、最常見的併發症是骨折，要預防這一併發症的發生，應儘量使骨峰值達到最大，並延緩骨量丟失。

   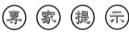

專　家　提　示

　　人們平時應增強自我保健意識，注意保護視力等，以減少摔倒、外傷的機會，這樣也有助於防止骨折。

2. 治療骨質疏鬆症的方法

要治療骨質疏鬆症，可應用下面這幾種方法。

● 方法一：根據病因治療

如果是因為維生素D和鈣缺乏症引起的骨質疏鬆症，應補充鈣和種類合適的維生素D；如果是因為腎性酸中毒，碳酸氫鈉、枸櫞酸鈉等原因引起的骨質疏鬆症，應糾正酸中毒；因原發性甲狀旁腺亢進引起的，可切除病變甲狀旁腺；因多發性骨髓瘤引起的，應採取相應的化療方案。

● 方法二：對症治療

對症治療主要針對絕經後婦女和老年性骨質疏鬆症患者。

性激素治療：對老年女性骨質疏鬆症，可用補充雌激素的方法治療。

補鈣：正常人每天需鈣10毫克/公斤體重，骨質疏鬆症患者每天需鈣17毫克/公斤體重，以維持鈣平衡。鈣可從飲食中補充，如雞湯、排骨湯、牛奶、蝦皮、豆腐、青菜等，均為富含鈣的食物；也可使用鈣片，每晚睡前服鈣片1次。

維生素D：如果患者伴有骨軟化症，可加用維生素D，同時與鈣片、性激素合用。

無機磷酸鹽：以二磷酸鹽為主。它可改善骨折後的骨質疏鬆，抑制破骨細胞活性。

降鈣素：它能抑制破骨細胞的活性，延緩骨質分解代謝，可降低血鈣，刺激新骨形成。

骨痛治療：採用止痛藥、降鈣素等。

骨科病

● 方法三：抑制骨轉換率升高

要採用這一方法治療骨質疏鬆症，常用雌激素、降鈣素、氨基二磷酸鹽等三種抑制骨吸收藥。

雌激素適用於絕經後骨質疏鬆症；降鈣素適用於骨質疏鬆症患者，包括骨轉換率高者；氨基二磷酸鹽適用於絕經後骨質疏鬆症患者、老年男性、長期服用糖皮質激素者。

● 方法四：抑制繼發性甲狀旁腺功能亢進

治療繼發性甲狀旁腺功能亢進引起的骨質疏鬆症，主要是供給適量鈣和合適的維生素D來糾正低血鈣。

每日補充元素鈣至少800毫克，補充維生素D（成人每日400單位，老年人每日600單位。腎臟羥化功能差者服用阿爾法D_3，每日0.25～0.5微克）。

● 方法五：採取正確的物理療法

理療的種類很多，如超短波、遠紅外線、中藥離子透入等，能促進肌肉筋膜等軟組織的無菌性炎症的吸收，緩解肌肉緊張，從而消除疼痛。

理療適用於因骨質疏鬆症出現腰背或其他部位疼痛的患者。

● 方法六：綜合治療

目前骨質疏鬆症尚無特效的治療方法，必須堅持綜合治療，才能有效地改善骨代謝，減少骨丟失或增加骨量，緩解和減輕臨床症狀。

現代醫學對骨質疏鬆症綜合治療的常用方法有5種：藥物療法、運動療法、物理療法、營養療法、外科療法。

專 家 提 示

骨質疏鬆症的治療方法是多元化的，就同一個患者而言，在不同階段所選擇的治療方法也有所不同。

你知道嗎？ - - - - - - - - - - - - - - - - - - -

避免骨折的方法有哪些？

骨質疏鬆症的併發症是骨折。老年人要避免骨折，就要避免使用不平穩的地板覆蓋物(例如地毯)，以免將自己絆倒。晚上睡覺時，留一盞小燈泡，以免半夜起床在黑暗中摸索。勿使傢俱擺設過擠，留一些活動空間給自己。如果站立不穩，要使用手杖。將鬆脫的地毯或電線等容易使人絆倒的危險物移開。

3. 骨質疏鬆症患者合理補鈣

防治骨質疏鬆症，合理補鈣很有必要。

● **補鈣的原則**

瞭解鈣劑的含鈣量：如葡萄糖酸鈣含量為9％，若每片0.5克，則只含鈣元素45毫克；乳酸鈣含鈣13％，若每片0.5克，則含鈣元素65毫克；碳酸鈣含鈣40％，若每片0.5克，則含鈣元素200毫克。如果按國人成人膳食含鈣量為每天400毫克計，則每天需補鈣元素400毫克，相當於

骨科病

0.5克的葡萄糖酸鈣8.89片，0.5克的乳酸鈣6.15片，0.5克的碳酸鈣2片。因此，鈣劑含鈣量越高，所需鈣片的數量就越少。

瞭解鈣的吸收率：鈣的吸收受很多因素的影響，目前認為，碳酸鈣、乳酸鈣、醋酸鈣及牛奶中的鈣在人體內的吸收率為31％～39％；一般市售的鈣劑，成人對其的吸收率為30％左右。

胃酸缺乏會影響鈣吸收：若胃酸缺乏，則碳酸鈣不易溶解，影響吸收，故不宜選用此類鈣劑，如鈣爾奇D、龍牡沖劑等。

合理選擇鈣劑：用蠔貝螺殼等高溫煅燒後產生的氧化鈣、氫氧化鈣，此類鈣劑溶解後呈鹼性，大量服用後可發生鹼中毒；偏鹼的鈣液還較易損傷胃酸缺乏者的胃黏膜。因此，應注意鈣劑說明書所注的化學性質，以便合理選擇使用。

補鈣要適量：國外提出補鈣最高量是2.5克／日(62.5毫摩爾/日)，此量包括食物鈣和補充鈣。但目前國人還未達到此水準。目前最新的研究表明，從食物中高鈣的攝入或鈣劑補鈣對腎結石的形成無明顯影響，大量補鈣也不會引起骨質增生，對大多數人不會產生危險，相反，對維持骨骼的健康來說是非常重要的。

鈣劑的劑量在每日1～2克，一般人長期服用而很少出現不良反應；個別人可見便秘、腹脹及脹氣等。對於老年人和有遺傳性代謝缺陷疾病的患者，補充過多的鈣可能導致高鈣尿症；過多使用維生素D，可能會導致維生素D中毒或其他綜合徵。

● 補鈣的方法

食物補鈣：食用含鈣量較高的食物，並注意食物的合理搭配，不僅要攝入鈣成分，還要攝入磷、蛋白質、維生素、微量元素等成分。富含鈣的食物有牛奶、豆類製品、蔬菜等。牛奶是維生素D的最佳食物來源，牛奶及乳製品如乳酪、優酪乳、冰淇淋含鈣量最高，食用不去骨的罐裝鮭魚或沙丁魚也可獲得大量的鈣。而一些蔬菜（如甘藍、花椰菜和菠菜）及豆類（如大豆和普通的豆類）雖含一定的鈣量，但含鈣量都比乳製品低得多，且不易被機體吸收利用。

吃鈣強化食品：鈣強化食品是人工在某些食品中加入大量鈣成分，使這種食品成為高鈣食品。

服用補鈣藥物：應根據骨質疏鬆症的病因、病情選擇不同類型的補鈣藥物。不同鈣製劑的吸收並沒有太多差別，成人的吸收率為30％左右，牛奶中鈣的吸收率為31％～39％。鈣製劑與食物同時服用，能更好地被吸收，且分劑服用比頓服吸收更好。

服用鈣劑時必須仔細閱讀說明書，以弄清所述鈣劑中含有多少鈣元素。價格最貴的製劑不一定是最好的。要注意胃酸不足的患者可能吸收不佳，同時還應注意鈣劑量是否達到國家藥政部門檢驗的標準，以防止重金屬中毒。最近研究表明，大劑量補充鈣對別的礦物質的吸收，特別是鐵的吸收，影響不大。

骨科病

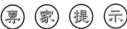

　　在補鈣的同時，患者還應加強體育鍛鍊，以促進骨骼代謝、骨量沉積。多進行戶外活動，多曬太陽，以便維生素D增多，可有效地促進鈣成分的吸收。

你知道嗎？

補鈣的最佳食物

　　乳製品是鈣的最好來源，其30％的鈣可以被人體吸收，主要應用於預防和治療骨質疏鬆症。碳酸鈣含鈣量高達40％，每天1～2片咀嚼服用即足夠。碳酸鈣適用於各種鈣和維生素D缺乏者，主要應用於骨質疏鬆症患者的基礎用藥及聯合用藥，尚可用於預防骨質疏鬆症的發生，尤其適用於慢性腎衰竭所致的低鈣、高磷血症患者補鈣。其不良反應是對胃刺激性較大，易引起噯氣、便秘等，老年人可能更為明顯。但其價格較低。

4. 老年性骨質疏鬆症的治療方法

　　老年性骨質疏鬆症是一種全身骨代謝障礙的退行性疾病，其治療一般以骨形成促進劑為主，並同時合用其他治療方法。

● 老年性骨質疏鬆症的藥物治療方法

如果老年人患了骨質疏鬆症，可以服用下列藥物。

降鈣素：主要有密蓋息、益蓋寧、鮭降鈣素等。

維生素D：如羅蓋全、阿爾法D$_3$、普通維生素D等。

鈣製劑：主要有碳酸鈣、磷酸鈣、乳酸鈣、葡萄糖酸鈣、蓋天力、活性鈣、鈣爾奇D、珍珠鈣、凱思立等。

二磷酸鹽：主要有依替磷酸鈉、帕米磷酸鈉。

其他藥物：如雄激素、蛋白同化激素、維生素K$_2$、氟化鈉等。雌激素對於女性骨峰值的形成和維持以及骨質疏鬆症的治療有重要作用，雄激素也被認為是男性骨骼健康所必需的。

● 其他治療方法

除了服用藥物外，患者還可結合下面一些治療方法綜合治療。

光線療法：紫外線可促進維生素D合成，增加骨礦含量，可採用日光浴或人工紫外線照射，但不可過量照射。

高頻電療：具有改善微循環的作用，如短波、超短波、微波及分米波。

運動療法：持之以恆可增加骨礦含量。

營養療法：合理膳食，常食富含鈣、磷、維生素D及微量元素（鋅、銅、錳）的食物，蛋白適量，低鈉。

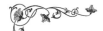

有些老年性骨質疏鬆症患者喜歡聯合用藥。如果要聯合用藥，一定要聽從醫生的指導，不能自己盲目用藥。

骨科病

━━ 防治骨質疏鬆症從日常生活做起 ━━

1. 生活有規律可防治骨質疏鬆症

我們的體內都有一個「生物鐘」，根據「生物鐘」進行週期性、規律性的生活，對我們的健康非常有益。而生活無規律、生物鐘運轉紊亂是疾病、衰老、短壽的主要原因。有規律的生活對骨質疏鬆症的防治有下列益處：

能夠做到有計劃地安排每天的事情，消除對突發事件的緊張情緒；能夠合理地安排每天的運動、飲食以及藥物治療，有效地防治骨質疏鬆症；能消除不良習慣，如吸菸、飲酒、飲濃咖啡等；有助於樹立戰勝疾病的信心，並且能努力實現其目標。

那麼，骨質疏鬆症患者怎樣才能有規律地生活呢？

● **起　居**

每天要養成按時起床、按時睡覺、按時工作的習慣，最好是春、夏季晚臥晚起，秋季早臥早起，冬季早臥晚起。每天至少午睡半小時左右。老年人的睡眠一定要充足。

● **進　餐**

堅持一日三餐，吃飯定時定量。一般情況下應堅持早飯吃好，午飯吃飽，晚飯吃少。每頓吃七八分飽，要攝取低熱能、低脂肪、低糖、充足的蛋白質、維生素和適量無機鹽飲食。

飲食宜粗細搭配，少肉多菜，少葷多素，少鹽多醋，少涼多溫，少硬多軟，少乾多稀。

● 工 作

每天在固定的時間工作和學習。

● 娛 樂

定時參加文體和業餘愛好的活動，能使人精神抖擻，心情舒暢，情緒穩定、飽滿、樂觀。娛樂是一種很好的休息方式。每天、每週應有固定的休息、娛樂時間，讓自己的精力和體力得到恢復。切忌工作無度，休息、娛樂無度，無時間性，無規律性。

● 洗 漱

每天定時洗漱，每週定時洗澡等，都可形成良好的條件反射，而使生物鐘「準點」。

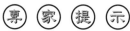 專 家 提 示

老年人不要忘了養成規律的排便習慣。每天定時大便，有助於清除留在體內的一些垃圾，還可預防便秘。

你知道嗎？

睡眠有哪些重要作用？

睡眠是機體一個重要的修復過程，高品質的睡眠是人們「生命筵席」上的「滋養品」。當睡眠不足時，往往引起細胞分裂突變，這是誘發癌症的一個重要原因。因此，好「開夜車」的人應以此為戒。一般應按時睡覺，即使工作量大，需要開夜車，最好也不要超過23：30。

骨科病

2. 骨質疏鬆症患者日常調養方法

在日常生活中，骨質疏鬆症患者可按下面的方法進行調養，以控制自己的病情。

● 改善自己的營養

在日常飲食中要增加營養，增加含鈣多的食品，如牛奶、雞蛋、黃豆及豆製品、魚、蝦、白菜、芹菜、紅棗等，少食高脂肪的食物，否則會影響鈣的吸收。改變不良的飲食習慣和飲食結構，戒酒戒菸。

● 多進行跳躍運動

跳躍運動是防治骨質疏鬆症的最簡便、最實用、最有效的方法。跳躍運動的方法是：找一塊周圍無障礙或無銳利物的較平坦的地方，雙足蹦起，上、下跳躍。也可採用跳繩的方法，或者兩者交替進行。每天堅持做50次跳躍，便能收到良效；堅持1年，骨密度會明顯增加；長期堅持可避免骨折。

● 掌握好日光浴的時間

在前文中已介紹過骨質疏鬆症患者尤其是老年人要多進行日光浴。但日光浴的時間有講究。春、秋季是進行日光浴的好季節。以上午8：00～10：00、下午16：00～18：00為好，照射時間一般為每天30分鐘以上。冬日戶外曬太陽即可，而夏日5～10分鐘就行了。一般取坐位或臥位，儘量使頭部以外的部位都照射到，注意避免強光的直接照射，尤其是在夏天。

● 補充口服鈣劑

必要時可適當口服鈣製劑，如乳酸鈣、葡萄糖酸鈣等。

在日常生活中，老年骨質疏鬆症患者一定要多吃些大豆，可強壯自己的骨骼。

——▶ 合理營養，「吃掉」骨質疏鬆症 ◀——

1. 骨質疏鬆症患者的飲食原則

對骨質疏鬆症患者來說，飲食調節是最簡單、經濟的方法。那麼，骨質疏鬆症患者應該怎樣吃呢？

● **飲食要含有豐富的鈣質**

50歲以上的女性和60歲以上的男性，每日鈣的攝入量不應少於1200毫克，而靠主食只能攝取需鈣量的10%～18%，因此需要從副食中彌補。要常吃含鈣量豐富的食物，如小魚、小蝦等。對老人最適宜的副食品首推豆製品，每500克的豆腐，含鈣量在1085～1385毫克；也可以豆腐乾以及豆類食品中的青扁豆莢、豌豆苗等替代。還可吃一些含膠原蛋白多的食物，如豬蹄等。

● **飲食要含有豐富的維生素C**

大多數主食不含維生素C，多吃新鮮蔬菜、水果，可以保證充足供給。蔬菜中維生素C含量較高的有：扁豆、刀豆、四季豆、豇豆、豌豆苗、薯類、胡蘿蔔、白蘿蔔、芥菜頭、藕、各種白菜及青菜等。

● **飲食要含有豐富的優質蛋白質**

缺乏蛋白質，對骨與關節的健康極為不利。老年人

骨科病

（尤其是老年婦女和體弱多病的老年人）的食譜應適當增加蛋白質的比重。含有豐富動物蛋白的食品有：瘦豬肉、蛋類、牛肉、雞肉、鴨肉、兔肉、魚類、奶類等；含有豐富植物蛋白的食品有：豆類、豆製品、麥類等。

但過量食入蛋白質會增加尿鈣排出量，因此，不要過多食入蛋白質。

● 飲食中不宜有太多的肥肉

骨質疏鬆症患者的飲食中不應有太多的肥肉，應少吃或不吃。

● 飲食中的膽固醇不宜過多

老年人食譜中膽固醇含量既不應過多（因為血脂增高有害健康），也不可沒有（因為一定數量的膽固醇被認為具有抗癌作用）。每500克食物含膽固醇在600毫克以內者，適宜於老年人使用。

專家提示

失用性骨質疏鬆症患者的飲食中要減少含鈣量高的食物，並儘量多吃蔬菜，而且要多飲水，這樣可以改善高血鈣，減少腎結石形成的機會。

你知道嗎？

骨質疏鬆症者要健脾胃嗎？

中醫認為「脾胃為後天生化之源」，也就是說，脾胃功能的強弱直接影響營養物質的吸收，因此對於消化功能

差的骨質疏鬆症患者來說，應適當服用一些健脾胃的藥物。如果這些患者喝牛奶時出現了腹痛或腹脹等症狀，可這樣去克服：第一週每天飲奶一口，第二週每天飲奶兩口，這樣慢慢加量，逐漸適應。

2. 骨質疏鬆症患者可多吃的幾類食物

對老年骨質疏鬆症患者而言，下面幾種食物可以多吃。

● 含鈣多的食物

骨質疏鬆症患者在日常膳食中要選擇含鈣豐富的食物，如牛奶、優酪乳、乳製品、蛋類、黃豆及其製品、豬骨頭湯、魚、蝦、海帶、乾貝、紫菜、蝦皮、海藻類、瘦肉以及新鮮蔬菜、水果、胡蘿蔔、蘿蔔纓、白菜、芹菜、菜花、莧菜、油菜、蒜苗、韭菜、大棗、柿子、橄欖等。

● 含磷多的食物

骨質疏鬆症與磷的缺失有直接關係，患者在補鈣時還需要磷的幫助。構成人體骨骼的鈣磷比例為2：1，當飲食中鈣磷比例適合鈣的要求時，人體對鈣的吸收最好。

在食物中魚骨的鈣磷接近人的比例，吸收率高。瓜果類、蔬菜類食物含有大量鈣、磷及維生素成分。牛奶和冰淇淋、優酪乳等乳製品以及發酵麵粉製成的麵包中含有較多的鈣、磷，而且其鈣、磷比值對骨質疏鬆症也是理想的，應多食。禽類食物中含有較高的磷。海產品中，如魚、蝦含有較多的鈣、磷，而且鈣、磷比例合理，食用時應選擇合適的烹調方法，連魚骨、蝦皮同食。含磷豐富的

食物有：可可粉、魚粉、禽肉、南瓜子、西葫蘆子以及牛肉、魚、海產品等。

● 含豐富維生素D的食物

維生素D有促進腸道對鈣、磷的吸收，促進骨形成和骨礦化的作用。動物肝臟和蛋黃、乳製品、有色蔬菜及水果中富含維生素D。

● 含錳多的食物

骨質疏鬆症的原因之一是缺錳，因此，骨質疏鬆症患者在補充維生素D、鈣等的同時，應適當多吃些含錳較高的食物，如蘿蔔纓、扁豆、大白菜、稻米、黃豆、茄子、高粱、胡蘿蔔、小米、南瓜、玉米、馬鈴薯等。

   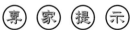

骨質疏鬆症患者在生吃瓜果時，最好不要去皮，應連皮食用，因為瓜果皮中含有大量的鈣、磷成分。在清洗瓜果時，可用毛刷清洗，以去除瓜果表面的汙物。

3. 骨質疏鬆症患者合理配餐的方法

人體攝入的營養不足是骨質疏鬆症的病因之一，而營養不足與日常飲食中食物品種單一或短缺，膳食結構不合理或烹調不合理等因素有直接的關係。如果飲食不合理就有可能造成鈣、磷、蛋白質、維生素攝入不足或吸收不良，從而促發骨質疏鬆症。

為滿足機體的營養要求，在飲食中把營養較為單一的

食品或相互有影響的食品按一定的比例搭配成營養全面的膳食結構，對骨質疏鬆症的防治有很好的作用。那麼，骨質疏鬆症患者應該怎樣合理配餐呢？

● 食物品種豐富

任何單一的食品都不能提供人體對全部營養素的需求，因此要合理搭配。特別是老年人更要糾正不良的飲食習慣，飯菜應多種多樣，各色各樣的糧、菜、葷、素搭配。如果長時間偏好某一種或幾種食品，則會使鈣、蛋白質、維生素以及所需的微量元素攝取不足，從而引發或加重骨質疏鬆症。

● 不能忽視主食

應以米、麵、雜糧為主，做到品種多樣、粗細搭配。日常膳食多數以大米或麵粉作為主食，其營養價值與消化吸收率比雜糧要高，但雜糧如玉米、蕎麥中維生素類的含量比細糧要高，而且其含有大量的纖維素、半纖維素、木質素與果膠，能刺激腸道蠕動，防止便秘，對心血管疾病、糖尿病、腸癌有一定的預防作用。因此，適量食用一些粗糧對增進食慾、提高營養大有好處。但若過多攝取，也會造成營養不良，特別會影響對鈣、鋅的吸收。

● 副食品種要合理

要注意動物性食品與植物性食品的合理搭配，因動物性食品富含優質蛋白質和人體必需的氨基酸，但含飽和脂肪酸多，可使血清膽固醇升高，易引起動脈粥樣硬化；而植物性食品富含不飽和脂肪酸和多不飽和脂肪酸，可降低血清膽固醇含量，減少膽固醇在體內沉積，但植物性食品除大豆富含優質的大豆蛋白外，人體所必需的氨基酸含量

骨科病

少而且不齊全,因此對動物性食品與植物性食品應加以合理搭配,否則容易引起骨代謝異常。

● 烹調方法要合理

合理的烹調方法可避免營養素的損失與破壞。大米食用時要少洗少搓,不隨意丟棄米湯;麵食加工時要少加鹼或不加鹼。蔬菜要新鮮,儘量縮短貯藏時間,先洗淨而後切碎,急火快炒;做湯時水沸後再下菜,儘量縮短烹調時間,以減少鈣的流失。含草酸類蔬菜如菠菜、甜菜等,不要與豆腐、牛奶及高脂肪食品(如肥豬肉)同食,以免形成草酸鈣與脂肪酸鈣,影響鈣的吸收、利用。煮乾菜或乾果時,用原浸泡液,以避免鈣的損失。

用高壓鍋烹調或蒸菜,可減少營養素破壞。用微波爐加熱、烹調,容易保存其礦物質。食品在冷凍前先洗淨,冷凍時間不要過長;冷凍的食品不要預先解凍,以免礦物質隨解凍液體流失。

● 合理安排一日三餐

我國用餐習慣通常是一日三餐,即早餐約為上午7：00,中餐約為中午12：00,晚餐約為18：00(下午6：00),每餐間隔時間為5～6小時。如老年人消化功能較弱,也可實行一日四餐制,即中餐提前到上午11：00,晚餐推後到19：00(晚上7：00),午休後約於15：00(下午3：00)增加一餐,很有好處。早起的老年人也可將早餐適當提前一些。為滿足人體在各個不同時間段對熱量的生理需求,一般早餐熱量為全天總熱量的25%～30%;中餐為40%;晚餐為30%～35%,並遵循通常所說的「早餐吃好,中餐吃飽,晚餐吃少」的原則。

● 堅持正確的飲食原則

寧少勿多，寧饑勿飽；寧慢勿快，寧熱勿冷；寧細勿粗，寧軟勿硬。進食忌暴飲暴食，避免過膩、過鹹、有刺激性的食物。

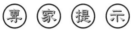

食用的麵粉製品最好已經過發酵，如食用經發酵的麵粉製成的麵包，因在發酵過程中，酵母細胞能合成植酸酶以破壞麥粉中的植酸，從而避免鈣、磷與之結合，減少鈣、磷以及鋅的丟失。

你知道嗎？

骨質疏鬆症患者不宜吃的食物

下列這幾類食物，骨質疏鬆症患者不宜多吃。

糖　多食糖會影響對鈣質的吸收。

蛋白質過多的食物　攝入蛋白質過多，會造成鈣的流失。

脂肪過多的食物　脂肪量攝入不足影響對脂溶性維生素的吸收，從而導致骨質疏鬆症，但攝取脂肪過多，會影響對鈣的吸收，影響骨的正常代謝。

4. 老年性骨質疏鬆症患者的飲食

老年性骨質疏鬆症患者可以按下面的方法、原則來改

善自己的飲食。

飲食適量 老年人由於消化系統功能下降，吸收鈣的功能也下降，因此不要暴飲暴食，一定要適量。

合理補充鈣、磷 老年性骨質疏鬆症，骨骼中骨的成分丟失以鈣、磷丟失量最大，因此應補充大量的鈣、磷，但鈣、磷比值要合理，最好在2：1。可多吃一些富含鈣、磷、維生素的食物。多吃一些新鮮蔬菜、新鮮牛奶、蛋類等食品，特別是牛奶。老年人最好保證每天喝兩大杯牛奶，因為牛奶中含有大量的鈣、磷成分，而且鈣與磷的比例很合理。

飲食結構合理 主食以米、麵、雜糧為主，粗細搭配；副食以高蛋白、低脂肪飲食為主，輔以富含鈣、磷、維生素的食物。

專 家 提 示

老年人每日對鈣的需求量是1000～1500毫克，如果從飲食中攝取的鈣達不到此量，則應適當吃些補鈣藥物。補鈣藥有中成藥，也有西藥，應定時、定量服用，才能收到較好的療效。

遠離骨質疏鬆症要多運動

1. 骨質疏鬆症患者運動時的注意事項

防治骨質疏鬆症的有效方法之一就是運動，運動能有效改善骨骼的血液循環，促進代謝，增加成骨細胞的活

性，促進骨形成，提高骨密度，同時運動鍛鍊還可使肌肉發達，肌肉力量增大，關節的穩定性、靈活性加強，從而提高抗骨折的能力。因此，在給予藥物治療的同時輔以有規律的適當的運動，對治療骨質疏鬆症是有益的。那麼骨質疏鬆症患者在進行運動時應注意哪些事情呢？

選擇適合的運動項目　骨質疏鬆症患者應根據病情，選擇適合自己的體育項目，如散步、慢跑；也可選擇有一定趣味性的體育項目，如扭秧歌、跳舞、打門球等。

制定合理的運動計畫　合理地安排時間，一般情況下，選擇上午八九點鐘運動為宜。多在戶外活動，經常到戶外曬太陽。運動要持之以恆。

防止摔倒　運動時要有自我保護意識，防止摔倒或其他意外事故，避免骨折發生。

注意飲食　在運動的同時，加強對飲食中鈣的攝取，注意適當補充維生素D，或多曬太陽。

　　嚴重骨質疏鬆症患者或不能自我活動者可進行一些被動活動或按摩治療。

你知道嗎？

骨質疏鬆症患者運動時要注意的事項

　　一般情況下，骨質疏鬆症患者不宜做強度較大、負荷較大、屏氣用力、對抗性或技巧性強的運動，因為這些運動易引起其他病症，或容易引發骨折。

2. 適合骨質疏鬆症患者的運動項目

骨質疏鬆症患者多為老年人，老年人要根據不同的年齡與健康狀況、特點與愛好，選擇適合自己的運動項目。那麼，哪些運動項目適合骨質疏鬆症患者呢？

骨質疏鬆症患者一般可選擇以活動各關節、各肌群為主的運動項目，不可選擇強度過大、速度過快、較為劇烈的運動項目。下述運動項目適宜於骨質疏鬆症患者。

● 散步、慢跑

散步、慢跑運動能刺激骨骼，增加或維持骨量成分，防止骨量過多丟失，同時增加肌肉力量，從而更有效地防止骨質疏鬆症，尤其是它的併發症——骨折。進行散步、慢跑運動要持之以恆，運動量由小到大，防止疲勞，防止摔傷。在運動的同時，注意通過飲食或藥物來攝取鈣、磷，這樣就會收到更好的效果。

● 游　泳

游泳是一項水浴、空氣浴、日光浴三者合一的運動項目。堅持長期的游泳鍛鍊不僅可增強心臟功能、增加肺活量、提高調節體溫的能力、滋潤皮膚，而且可增強肌肉力量，強壯骨骼關節。游泳還可直接刺激骨骼、肌肉，調節其代謝，對維持骨量、防止骨量丟失大有好處，從而達到防治骨質疏鬆症的目的。老年人宜採取活動量小、動作不太劇烈的游泳姿勢，如仰泳、蛙泳等。

● 扭秧歌、跳舞

扭秧歌、跳舞是有益於身心健康的文娛活動，對於中老年人，尤其是患有骨質疏鬆症、不適宜參加較劇烈的體

育活動的患者，扭秧歌和跳舞可謂是一種適宜的鍛鍊方式。扭秧歌、跳舞都是將運動融於音樂、富有節奏性的運動，可加速周身血液循環，促進新陳代謝，緩和神經、肌肉緊張，調節內分泌功能，鍛鍊全身的肌肉、肌腱和關節，從而調節骨的代謝，有效防止骨量丟失。同時，經常進行這類活動還有利於健美，使精神愉快，並能延緩心理衰老。中老年人若能堅持每天到空氣新鮮的地方扭秧歌或跳舞1小時左右，對於防治骨質疏鬆症非常有好處。

● 登　山

登山既可進行身體運動鍛鍊，又可呼吸新鮮空氣，還能接受陽光中紫外線的照射，對於防治骨質疏鬆症是一項較好的體育活動。但登山相對而言，運動量較大，摔倒跌傷的機會較多，因此嚴重骨質疏鬆症患者不宜參加登山活動，以免發生骨折。登山時應選擇坡度較小、山路較平坦的地方，並多人參加，相互照顧，防止摔倒。有骨關節炎的患者不宜登山。

● 太極拳

練太極拳能促進全身血液循環，加快胃腸蠕動，改善消化功能，增強鈣的吸收。太極拳還能夠增強對骨骼、關節的刺激，維持骨量，同時能增強肌肉的力量，防止骨量丟失。太極拳動作緩慢、穩定，無對抗、激烈的動作，因此更適用於中老年人骨質疏鬆症的防治。

● 球類運動

球類運動趣味性強，易被人們接受，進行球類運動也是良好的防治骨質疏鬆症的方法。但其有一定的對抗性、激烈性，摔傷機會相對較多，因此嚴重骨質疏鬆症患者不

宜參加。老年骨質疏鬆症患者不宜參加如足球、籃球、排球等對抗性較強的球類運動，可以參加像乒乓球、門球等小球項目，但也應注意防止摔倒，以免發生骨折。

● 郊　遊

郊遊是集身體運動、接受陽光照射、調節情緒於一體的高層次活動，不僅可以起到陶冶情操、有利於身心健康的作用，而且對防治骨質疏鬆症非常有益。所以在條件允許的情況下，提倡郊遊或到全國各地的名山大川去旅遊。郊遊活動可選擇在海濱或者名勝古跡多的地方；郊遊線路要選擇道路平坦、交通方便的地方。老年人郊遊最好集體出行，不宜單人出行，注意不要摔倒，以免發生骨折；還要避免其他老年疾病的發生，如心臟病、腦血管病等。

● 其他運動

適合骨質疏鬆症患者的其他運動還有廣播體操、健身操等。

專　家　提　示

年老體弱、骨質疏鬆症嚴重、日常生活不能自理的患者，可在室內散步、行走，也可採用坐姿做各種關節運動。對於長期臥床的患者，可採用臥位自主鍛鍊各個關節，也可做被動活動。

3. 腰背肌功能鍛鍊的方法

骨質疏鬆症患者鍛鍊腰背部肌肉可增加肌肉力量，穩

定脊柱，減輕脊柱的變形，緩解疼痛，防止骨折的發生。
其鍛鍊方法如下所述。

● **仰臥位鍛鍊法**

三點支撐法：用頭部及雙足將身體支撐起，使腰背部
呈弓形，盡可能後伸。

四點支撐法：用雙手及雙足支撐身體，使頭部、背
部、腰部呈「拱橋」形狀。

本方法適合於年齡較小、體力較好者。

五點支撐法：用頭部、雙肘及雙足（共五點）支撐身
體，使背部、腰部、臀部、雙下肢離開床面，身體呈弓
形。以上均可反履鍛鍊。

● **俯臥位鍛鍊法**

抬頭挺胸：俯臥於床上，雙上肢平放於身體兩側，掌
心朝上，同時抬頭挺胸，使頭、胸及雙上肢離開床面。

下肢抬起：雙下肢伸直並儘量使其向上抬起。雙下肢
可交替抬起，也可同時抬起。

飛燕點水：頭、頸、胸部及雙下肢同時離開床面，僅
有腹部與床面接觸，身體呈「飛燕點水」姿勢。

老年骨質疏鬆症患者在進行運動時，一定要
注意運動量不要太大，否則可能會對骨骼造成傷
害。

骨 科 病

骨質疏鬆症患者做站立位運動操的方法

第一節：上肢上舉。患者背部靠牆呈立位，上肢上舉，盡力做背伸動作。

第二節：上肢推牆。面對牆呈立位，雙腳前後略分開，雙側上肢平舉，與肩同高，背肌伸展，上肢用力推牆。

第三節：膝關節屈曲。雙手扶木椅靠背，上身保持正直，背肌伸展，完成膝關節輕度屈曲動作。

第四節：轉動運動。自然站立，全身放鬆，從頭頸開始，繼之腰、肩、肘、腕、指、髖、膝、踝、趾等部位各關節做正反兩個方向的運動，每個方向做30～50次（動作平順自然，緩慢柔和，切忌過快）。

骨質疏鬆症的調養不能忽視心理因素

1. 骨質疏鬆症患者要調節不良情緒

人的情緒的改變與骨質疏鬆症的發生、發展有一定的關係。良好的情緒，能消除精神緊張，放鬆肌肉，促進食物的消化和吸收，同時能調節人體內分泌功能，調節激素代謝，有利於骨量的保持，從而防治骨質疏鬆症；而抑鬱、苦悶、憤怒、悲觀等不良情緒，可使食慾下降、運動減少，可使人體內分泌系統功能紊亂，激素代謝失調，骨量丟失加快，從而促使骨質疏鬆症的發生或加重。因此，

骨質疏鬆症患者應該學會調節自己的情緒。

那麼，怎樣才能調節情緒，避免不良情緒的出現呢？

抑制憤怒　當你發怒時，努力使自己冷靜下來，可立刻調整呼吸，全身放鬆，做深呼吸運動，心中默念：「息怒！息怒！犯不著這樣！」這時最好閉目靜心，排除一切雜念，幾分鐘後即可心平氣和。當自己處於憤怒的境地時，應找出幽默的情趣，變怒為笑。

表情調節　當情緒過分緊張時，可有意識地放鬆面部肌肉；當情緒低落時，可以有意識地強迫自己微笑，儘量讓自己從緊張、憂鬱的情緒中解脫出來。

運動調節　當自己有不良情緒時，不妨練練太極拳、太極劍等不太劇烈的運動，既可調節情緒，又可增強體質。經常運動是緩解不良情緒的良方。

音樂調節　雄壯的進行曲能使人們熱血沸騰；溫柔舒緩的小夜曲能幫助人們進入夢鄉；輕輕唱支歌可以減少工作中的厭倦感等。音樂能使人產生興奮、鎮定和平衡的心理狀態，經常聽音樂是維護身心健康的良方。

呼吸調節　當情緒緊張、激動時，可採用緩慢的呼氣和吸氣；當情緒低落時，可採用長吸氣和有力的呼氣，以調節自己的情緒。

自我暗示　自我暗示是把某種觀念暗示給自己，如當自己處於緊張、興奮、激動的狀態時，使用一種能讓人平靜、緩和、放鬆的語句進行自我暗示，這對於緩解緊張狀態、調整情緒都能產生良好的效果。

想像調節　可臥床上，或坐在舒適的靠背椅上，頭部

骨科病

或靠或斜，順其自然，閉目靜思，想想以往愉快的事情，或大自然美好的風光，或者想像自己正在做一件輕鬆愉快的事，正處在一個輕鬆愉快的環境中（如寧靜的森林、潺潺流水的清泉邊）；可閉上眼睛想一想自己曾經去過的旅遊勝地或未曾去過的名山大川。憑著豐富的想像，馳騁於雪山草地之上，遨遊於桂林山水之間……這種方法可以有效地調節情緒，使自己充滿信心地工作、生活。

向人訴說 默默忍受只會加重自己精神緊張的程度，而向家人、朋友或健康專家說出自己的感受和憂慮，不但可以緩解緊張情緒，或許還能找到新的解決困難的辦法。

專家提示

猶豫會引起精神緊張，很多人在徘徊不前、舉棋不定的狀態下，心緒煩躁，日久則易導致人體神經系統及內分泌系統功能失調，從而影響身體健康。所以當自己面對選擇時，應堅決果斷，即使選錯了也決不後悔，這樣的心態才有利於身體健康。

2. 多參加娛樂活動

良好的情緒有利於調節內分泌功能，維持人體激素的代謝水準，促進營養的吸收；良好的情緒還能樹立戰勝疾病的信心。與疾病作鬥爭，患者沒有良好的精神狀態、健康的心理，往往是要打敗仗的。運動可以增加骨骼、關節韌帶、肌肉的負荷，保持骨量，減少骨量的丟失。而娛樂

活動是集運動、趣味、藝術於一體的活動，不僅有一定的運動量，而且可以調節情緒，使心情舒暢、愉快。因此，娛樂活動對骨質疏鬆症患者的身體都有益處。反之，如果長期臥床或者性情孤僻，不參加娛樂活動，則骨質疏鬆症會越來越嚴重。

提倡多參加娛樂活動，尤其中老年人更要多參加。比如可以打牌、下棋、寫字、繪畫、唱歌、跳舞，也可以朋友聚會、鄰里聊天，或者讀書看報寫文章，聽段美妙的音樂，都會樂在其中，給自己、給他人帶來愉悅。積極地參加各種娛樂活動，哀必淡，怒必少，樂必多，喜常在，快樂伴隨一生，增加戰勝疾病的信心和勇氣，這樣可有效地防治骨質疏鬆症。

 專 家 提 示

參加娛樂活動要有「量」和「度」，以不出現疲勞感為好。有度有量的娛樂活動才能有利於身體健康。

━━━━━◆ 骨質疏鬆症的中醫療法 ◆━━━━━

1. 常用的補鈣中成藥

骨質疏鬆症患者可經常服用下列補鈣中成藥。

珍珠鈣　以珍珠、牡蠣等含鈣較高的天然原料經科學配製而成，含鈣量高，並含多種維生素、氨基酸和人體必需的微量元素。主要適用於兒童和老人補鈣。

骨科病

阿膠鈣 阿膠鈣補血補氣，善補肝、腎。可長期服用，主要用於老年性骨質疏鬆症。

珍牡鈣 以牡蠣、珍珠等數十味中藥為原料製成，吸收率高，主要用於孕產婦、兒童、老年人補鈣。

骨疏康顆粒 主要成分為丹參、骨碎補等，有補腎益氣、活血壯骨的作用。主治腎虛兼氣血不足所致的中老年人和婦女絕經後骨質疏鬆症，亦適用於因糖尿病、甲狀旁腺功能亢進等所致的繼發性骨質疏鬆症患者。

三花接骨散 由三七、西紅花、當歸、血竭、自然銅等中藥製成的複合散劑，主要用於骨質疏鬆症及其他原因引起的骨折。

骨鬆寶顆粒劑 主要成分為淫羊藿、川芎、牡蠣等，具有補腎活血、強筋壯骨、改善骨痛的作用。適用於骨質疏鬆症患者。

仙靈骨葆膠囊 主要成分為粗毛淫羊藿、續斷、補骨脂等，具有可使血鈣下降、血磷增高、促進成骨、補肝腎、強筋骨的作用。

腎骨膠囊 主要成分為牡蠣等，可促進骨的形成，並維持神經傳導。適用於老年人發生的骨質疏鬆症。

專家提示

為治療骨質疏鬆症，單純靠從飲食中攝取的鈣量是不夠的，應吃些補鈣藥。如老年人和孕婦、哺乳期婦女、絕經後婦女骨質疏鬆症患者，以及糖尿病、甲狀旁腺功能亢進等一些繼發性骨質疏鬆症患者，就須服用補鈣藥物。

傳統治療骨質疏鬆症的方法

我國傳統醫學認為骨質疏鬆症屬「骨痿、骨枯、骨痺」的範疇，其發病機理為腎虛及脾虛，因此，治療針對發病機理而採用補腎壯骨、益氣健脾的方法。

中醫認為「腎主骨」，腎虛是骨質疏鬆的發病關鍵，故治療宜補腎壯骨，若腎精充足，則筋骨堅硬有力。

脾虛則腎精虧虛，骨骼失養，骨骼脆弱無力，以致發生骨質疏鬆症，故治療宜補氣活血、健脾調肝。

2. 骨質疏鬆症的按摩療法

● 可緩解因骨質疏鬆症引起的腰背痛的按摩療法

用「一指禪」推法或擦法按摩命門、腎俞、志室、胃俞、脾俞等穴位，以調節臟腑的功能。

用按摩法、揉法按揉關元、氣海，以培補元氣，壯命門之火。

按摩中脘、天樞、氣海、關元等，以補脾胃，助氣血生化。

患者俯臥，用較重刺激的按法沿腰背部兩側膀胱經上下往返按摩5～6遍；然後再用較重刺激按揉大腸俞、八髎、秩邊等穴；再直擦腰背部兩側膀胱經，橫擦腰骶部，均以透熱為度；最後拍擊背部兩側骶棘肌，以皮膚微紅為度。

● 推、擦脊椎的按摩療法

推脊椎：以手掌根從頸椎推至骶椎，動作緩慢、柔

骨科病

和,共30～50次。

擦脊椎: 以掌根由頸椎至骶椎來回摩擦脊椎,力量輕緩勿重,每次擦脊椎50次。

● 治療腸胃病性骨質疏鬆症的自我腹部按摩法

取仰臥位,用手掌在腹部皮膚上摩擦,以肚臍為中心,順時針按摩50～100次。

以手掌壓住腹部皮膚,輕揉全腹部3～5分鐘。

雙手掌在腹部上下推擦50～100次,以發熱為度。

以拇指壓天樞穴(臍旁2寸)、中脘穴(臍上正中4寸)、足三里穴(外膝眼下3寸,脛骨外緣),每穴半分鐘。

專 家 提 示

骨質疏鬆症導致人體內骨的脆性增加,容易發生骨折。因此,按摩治療要講求力度的掌握,用力不當有造成骨折的危險,應嚴格避免。

3. 骨質疏鬆症的中醫藥膳

● 肝腎陰虛型骨質疏鬆症

肝腎陰虛型骨質疏鬆症的患者,患部痿軟微熱,關節僵硬。表現為腰酸形瘦,眩暈耳鳴,煩熱咽乾,盜汗顴紅,舌紅苔少,脈細數。我們可用下列藥膳來調理。

核桃豬骨湯

【材料】豬棒骨1000克,核桃肉6克,蘆筍6克。

【製作方法】將豬棒骨洗淨、折斷、放鍋中,加水適量,大火燒開,撇去浮沫。加少量食醋(利於鈣質溶

出），以小火燉煮1.5小時以上。將核桃肉入開水中燙一下撈出，加入豬棒骨湯內，再煮半小時，加入蘆筍，煮約20分鐘後停火。食用時加食鹽、味精調味，喝湯吃核桃肉及蘆筍。可經常服食。

首烏雞塊

【材料】雞肉500克，豬油25克，何首烏20克，枸杞子100克，紹酒15克，白糖適量。

【製作方法】何首烏、枸杞子上籠，大火蒸1小時，取下備用。把雞肉剁成8塊，放入沸水中燙透，撈出，將原湯浮沫撇去，原湯倒出備用。在燒熱的炒勺中加入豬油25克，然後放蔥、薑、雞塊，翻炒幾下，加入醬油、紹酒、花椒後把原雞湯倒入，再加蒸好的何首烏、枸杞子，大火燒開，改用慢火將雞塊燉爛熟，揀去何首烏、枸杞子、蔥、薑，加入味精，大火收汁，用水澱粉勾芡，淋入香油出勺。分兩次吃完。可經常食用。

以上藥膳具有補肝腎、強筋骨、明頭目之功效，可用於肝腎陰虛型骨質疏鬆症伴見腰膝酸軟、筋骨無力、頭目昏花、煩熱盜汗等症者。

● 氣滯血淤型骨質疏鬆症

這類患者的患部會出現青紫腫痛、凝滯強直、筋肉攣縮的症狀。表現為痿弱麻木，口唇、爪甲晦暗，舌質紫暗，脈細澀。

萬年青飲

【材料】萬年青20～30克，紅糖適量。

【製作方法】萬年青加水150毫升，煎至50毫升時濾出；再加水120毫升，煎至40毫升時濾出。混合2次藥液，

骨科病

調入紅糖。每日1劑，分3次服。

薑黃雞蛋

【材料】薑黃21克，雞蛋2個，甜酒300毫升。

【製作方法】雞蛋水煮後去殼，與薑黃共煮，取雞蛋與甜酒同服，每日1次，2～3次服完。

以上兩種藥膳有理氣活血之功效，適用於氣滯血淤型骨質疏鬆症伴見肢體痿弱、麻木，口唇、爪甲晦暗等症者。

● 風邪偏盛型骨質疏鬆症

這類患者的患部常常瘙癢，可以看到紅斑。表現為游走性關節疼痛，入夜稍安，肢節屈伸不利，手足麻木，苔薄白，脈浮。

薏苡仁防風茶

【材料】生薏苡仁30克，防風10克。

【製作方法】上藥入水同煎，去渣取汁。代茶飲，每日1～2次。

桑寄生煲雞蛋

【材料】桑寄生15～30克，雞蛋1～2個。

【製作方法】桑寄生、雞蛋加水同煮。蛋熟後去殼取蛋，再煮片刻。食蛋飲湯，每日1次。

以上藥膳有祛風除濕、強壯筋骨之功效，適用於風邪偏盛型骨質疏鬆症伴見關節韌帶游走性疼痛、肢節屈伸不利、手足麻木等症者。

專 家 提 示

在食用藥膳時，一定要先瞭解自己的骨質疏鬆症是哪一類的，對症服藥膳，才有療效。

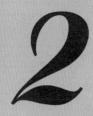

中老年人的「致殘殺手」

——頸椎病

　　資料顯示，我國50歲左右的人群中大約有25%的人患過或正在患頸椎病，60歲左右的人患此病者高達50%，70歲左右的人幾乎達到100%——頸椎病正嚴重侵害著中老年人的健康。頸椎位於人體的特殊部位，一旦得病，不但危害頭頸，還可牽動全身。頸椎病已成為中老年人的「致殘殺手」。10%～15%的頸椎病患者出現了下肢癱瘓或四肢癱瘓、大小便失控、臥床不起的症狀。慶幸的是，現在絕大多數的頸椎病都能得到有效的治療，能緩解患者的病痛。所以，在日常生活中只要積極預防、科學治療，就能很好地防治頸椎病。

骨 科 病

健康
測試

你患上頸椎病了嗎？

　　隨著現代生活方式和工作方式的改變，越來越多的人患上了頸椎病。在中國有0.5億～1.5億人患有頸椎病，其中中老年人占到68％以上。怎樣才能知道自己是否得了頸椎病呢？

　　下面這幾個症狀已被明確為頸椎病的症狀，只要符合其中的一條，即表明已患有頸椎病。

　　(1) 後頸部疼痛，用手向上牽引頭頸可減輕疼痛，而向下加壓則加重疼痛。

　　(2) 頸部疼痛的同時，伴有上肢（包括手部）放射性疼痛或（和）麻木，你可能患上了神經根型頸椎病。

　　(3) 閉著眼向左右旋轉頭頸，可引發偏頭痛或眩暈，你有可能患上了椎動脈頸椎病。

　　(4) 頸部疼痛的同時，伴有上肢或（和）下肢肌力減弱及肌體疼痛，你有可能患上了脊髓型頸椎病或是合併頸椎椎管狹窄症。

　　(5) 低頭時，突然引發全身麻木或有「過電」般的感覺，你有可能患上了脊髓型頸椎病。

◆ 正確認識頸椎病 ◆

1. 頸椎病及其症狀

　　頸椎病，又稱頸椎綜合徵，是一種以退行性病理改變

為基礎的疾患，是由於人體頸椎間盤逐漸發生退行性改變、頸椎骨質增生、頸椎正常生理曲線改變後引起的一組綜合症狀。

頸椎病的症狀，多樣而複雜。其主要症狀是頸肩痛，放射至頭枕部和上肢，少數有眩暈、摔倒，或一側面部發熱、出汗異常。具體來說，患者可以有脖子發僵、發硬、疼痛，頸部活動受限，肩背部沉重，肌肉變硬，上肢無力，手指麻木，肢體皮膚感覺減退，手裏握物有時不自覺地落下等表現；有些患者出現下肢僵硬，似乎不聽指揮，或下肢綿軟，猶如在棉花上行走；還有一些患者甚至出現頭痛、頭暈、視力減退、耳鳴、噁心等異常感覺；更有少數患者出現大小便失控、性功能障礙，甚至四肢癱瘓等。

當然，不是所有的症狀都會在每一個頸椎病患者身上表現出來，往往是僅僅出現部分症狀，而且大部分患者的症狀表現輕微，病程也比較長。

頸椎病的症狀與發病程度、發病時間長短及患者的體質有一定關係。大多數患者起病時症狀較輕，易因忽視而加重病情，故一旦感到頸肩部疼痛，最好去醫院就診。

你知道嗎？

關於頸椎

人體頸椎共有7塊。第1頸椎叫做寰椎，狀如指環，

骨科病

連接頭顱與軀體。第2頸椎叫做樞椎，從樞椎以下，每兩個頸椎之間都夾有椎間盤，在承受壓力時被壓縮，除去壓力後又復原。各頸椎後方的椎孔上下排列，加上相互之間的韌帶連接，形成了中空的椎管，裏面有神經組織──脊髓。

2. 頸椎病的基本分型

根據頸椎病的臨床症狀和體徵可將其分為以下幾種基本類型。

● 頸型頸椎病

是頸椎病中最輕的一類，也是最常見、最容易診斷的一種，患者以青壯年為多。個別也可在45歲以後才首次發病，此種情況大多見於椎管矢狀徑較寬者。以頸部酸、痛、腫脹及不適感為主，患者常訴說頭頸不知放在何種位置為好。約半數患者頸部活動受限或被迫處於某種體位。個別患者上肢也可有短暫的感覺異常。一般患者躺下後症狀減輕，站位或坐位加重。做向上引頸試驗，頸部症狀立即減輕或消失。

● 神經根型頸椎病

這一類型的頸椎病比較常見，其主要症狀是出現根性痛。在發病早期即可引起患者注意，所以患者前去就醫的時間早，其治療效果也非常好，約90%以上的患者可以治癒。由於疼痛症狀是從頸部向遠側手腕部放射，因此，又稱之為「下行性頸椎病」。

● 脊髓型頸椎病

這一類的頸椎病患者較少，但此型患者不僅症狀嚴重，且大多數是以「隱性」形式發病，其患者多為中年人。他們逐漸出現手足感覺障礙及肌肉乏力。

開始感覺輕微，通常突然有一次跌倒，或全身出現「電擊式反應」，方才引起注意，在檢查後發現本病。脊髓型頸椎病多在頸椎椎管狹窄基礎上發生。

● 椎動脈型頸椎病

是由於椎動脈受到外來的壓迫或刺激，引起功能失調而產生的一系列症狀。椎動脈型頸椎病有50%以上的患者是突然發病的，原來可能毫無症狀，也沒有什麼預兆，只是頸部向某個方向轉動一下，當即出現眩暈，甚至感到天昏地暗。

● 交感型頸椎病

這一類型的頸椎病的症狀為頸枕痛或偏頭痛，頭暈目眩、視物模糊，咽喉不適有異物感，耳鳴，聽力下降，心率不正常，多汗，肢體麻木、疼痛，胃腸功能紊亂。

專 家 提 示

有的患者可能會同時患上兩種類型的頸椎病，這類患者被稱為混和型的頸椎病患者。當自己的頸部出現不適時，一定要及時去醫院診治。

3. 頸椎病的病因

引起頸椎病的原因很多，其發病過程也非常複雜。下

骨科病

面介紹幾種可引起頸椎病的因素。

年齡 隨著年齡的增長，人體各器官的磨損也日益增加，頸椎同樣會產生各種退行性改變，而椎間盤的退行性變化是頸椎病發病最關鍵的因素；另外，頸椎病發病與小關節和各種韌帶的蛻變也有密切的關係。

慢性勞損 是指各種超過正常範圍的過度活動帶來的損傷，如不良的睡姿、枕頭的高度不當或所墊部位不妥等，反覆落枕者患病率也較高。

另外，工作姿勢不當，尤其是長期低頭工作者，頸椎病發病率非常高。有些不適當的體育鍛鍊也會增加發病率，如不得法的倒立、翻筋斗等。

外傷 在頸椎蛻變、失穩的基礎上，頭頸部的外傷更易誘發頸椎病的產生與復發。患者往往在輕微外傷後突然發病，而且症狀較重。

引起頸椎病的外傷包括交通意外，工作和生活中的意外，創傷，運動性損傷等。

咽喉部炎症 當咽喉部有炎症時，因周圍組織的炎性水腫，很容易誘發頸椎病症狀出現，或使病情加重。

代謝 由於各種原因造成人體代謝失常，特別是鈣、磷代謝和激素代謝失常者，往往容易產生頸椎病。

精神 調查顯示，情緒不好往往使頸椎病加重；而頸椎病發作或加重時，患者的情緒往往更不好，很容易激動和發脾氣，頸椎病的症狀也就更為嚴重。

環境 當外界環境出現寒冷、潮濕等因素時，容易使頸椎肌肉、韌帶痙攣，使頸部肌肉平衡失調，頸椎出現失穩定狀態。

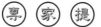

專 家 提 示

在生活中，伏案工作的人最好每40分鐘左右就站起來走動走動，防止頸椎病。

你知道嗎？

頸椎病為什麼會復發？

頸椎病很易復發，這是因為頸椎的活動度很大，活動頻率也很高，但其支援結構卻很薄弱，高活動度和低穩定性一旦失去協調和平衡，即頸部活動過度或某些因素誘發頸部失穩，都將造成頸椎病的復發。此外，如果在日常生活中沒有糾正不良姿勢和體位，或是咽喉部反覆發作的炎症、頭頸部扭傷等沒有及時處理和治療，或是治療後症狀改善不徹底、療效不鞏固，都有可能導致頸椎病的復發。

4. 頸椎病的高發人群

專家指出，頸椎病具有一定的高發性，其發病高危人群主要有以下幾種。

中老年人 隨著年齡的增長，頸椎過多的慢性勞損會引起椎間盤變性、彈性減弱，椎體邊緣骨刺形成，小關節紊亂，韌帶增厚、鈣化等一系列退化性病理改變。因此，中老年人患頸椎病的較多。

工作姿勢不當的人 有些職業如辦公室人員、打字員、編輯、作家、教師、會計、刺繡女工、手術室護士

骨科病

等,因長期保持固定姿勢工作,易造成頸後肌群、韌帶等組織勞損,或頭頸常偏於一側而引起局部勞損,因此從事上述幾種職業的人易得頸椎病。

有不良生活習慣的人 長時間地玩麻將、打撲克、看電視,這些不良生活習慣易使頸椎長時間處於屈曲狀態,頸後肌肉和韌帶組織超負荷,從而引起勞損。

睡眠姿勢不當的人 人的一生大約有1/3的時間處於睡眠中,當枕頭過高、過低或枕的部位不當時,易造成椎旁肌肉、韌帶、關節平衡失調,張力大的一側就易疲勞而產生不同程度的勞損。因此,喜歡高枕者及有反覆「落枕」者易患頸椎病。此外,躺著看書、看電視時頭部長久保持單一姿勢的人,也易發生頸椎病。

有外傷及頸椎先天性畸形的人 由於交通事故、運動性損傷導致的頸椎損傷,往往會誘發頸椎病的發生。另外,頸椎先天性畸形如先天性椎管狹窄、先天性椎體融合者,也易患頸椎病。

專 家 提 示

頸椎病的危害非常大,有可能導致眩暈、中風、視力下降、胃病、乳房疼痛等。如果自己屬於頸椎病的高發人群,一定要積極預防。

5. 頸椎病的檢查與診斷

懷疑自己患有頸椎病時,應馬上去醫院檢查。頸椎病的檢查包括哪些呢?

● 頸椎的試驗檢查

頸椎病的試驗檢查即物理檢查，不需借助儀器，主要有以下幾種。

前屈旋頸試驗：令患者頸部前屈，囑其向左右旋轉活動。如頸椎處出現疼痛，表明頸椎小關節有退行性病變。

椎間孔擠壓試驗（壓頂試驗）：令患者頭偏向患側，檢查者左手掌放於患者頭頂部，右手握拳輕叩左手背，如出現肢體放射性疼痛或麻木，表示有根性損害；對根性疼痛厲害者，檢查者用雙手重疊放於患者頭頂，往下加壓，即可誘發或加劇症狀。

當患者頭部處於中立位或後伸位時，若出現加壓試驗陽性，則稱之為Jackson壓頭試驗陽性。

臂叢牽拉試驗：患者低頭，檢查者一手扶患者頭頸部，另一手握患肢腕部，作相反方向牽拉，看患者是否感到放射性疼痛或麻木，這稱為Eaten試驗。如牽拉同時再迫使患肢作內旋動作，則稱為Eaten加強試驗。

上肢後伸試驗：檢查者一手置於患者健側肩部起固定作用，另一手握於患者腕部，並使其逐漸向後、向外呈伸展狀，以增加對頸神經根的牽拉。若患肢出現放射性疼痛，表明頸神經根或臂叢有受壓或損傷。

● 頸椎病的X線檢查

頸椎X線平片在臨床上有特殊的意義，也是頸椎病診斷過程中最常規的特殊檢查措施，而且檢查簡單方便，價格便宜，易於為廣大患者所接受。X線平片可明確病變的性質、範圍、程度，還有助於選擇正確的治療方式，特別是手術時明確手術的方式以及範圍，有助於判定療效。

骨科病

　　除了頸椎X線平片外，還有許多特殊的影像學檢查方法，如核磁共振成像（MRI）、電子電腦體層攝影（CT）、脊髓造影、體層攝影等，以及其他作為功能檢測的肌電圖、誘發電位、腦血流圖等。臨床上具體採用什麼輔助檢查，應根據病情需要，由專科醫生來申請。

　　需要注意的是，並不是所有的頸椎病都必須進行核磁共振或CT檢查。如果與其他疾病鑒別困難，或需要手術治療，為了更清楚地明確脊髓、神經根的受壓情況，確定手術方式及手術的節段範圍時，可以申請核磁共振檢查。絕大多數的頸椎病使用X線平片即可滿足臨床上診斷、鑒別診斷、指導治療以及估計預後的要求。

　　如果X線平片及核磁共振這兩項影像學檢查仍不能完全明確診斷，則可以根據需要再申請其他的特殊檢查方法，如肌電圖、CT、脊髓造影等。各種影像學檢查對於頸椎病的診斷具有重要的參考價值，但是按照頸椎病的定義及診斷原則，僅有影像學檢查所見的頸椎退行性改變而無頸椎病臨床症狀者，不能診斷為頸椎病。

　　其實，頸椎病的診斷標準有兩條：一是臨床表現與X線片所見均符合頸椎病者，可以確診。二是具有典型的頸椎病臨床表現，而X線片上尚未出現異常者，應在排除其他疾患的前提下，診斷為頸椎病。

（專）（家）（提）（示）

　　在做頸椎病的檢查時，應先要向專科醫生詳細講述自己的病史及症狀變化，再由醫生作全面的體格檢查。特殊檢查應根據患者不同的情況而

有不同的選擇，主要是根據患者不同的病史和體檢特點，再結合醫生的判斷來確定。並不是檢查項目越多、越全越好，不同的特殊檢查有各自的優缺點，因此就有不同的適用範圍。

你知道嗎？

頸椎病的嚴重後果？

頸椎病是一種常見病、多發病，嚴重者可導致癱瘓。因此，頸椎病患者一定要在醫生的嚴格指導下進行治療（包括理療、牽引等），否則就有出現病情加重甚至癱瘓的可能。特別強調的是，如果患者出現肢體症狀，一定要儘快、及時地進行治療，包括手術治療，因為神經受損後的恢復性生長是很慢的。長時間的神經受損會導致肌肉萎縮、局部供血差、關節功能喪失等。經過嚴格、科學的治療，頸椎病是可以治癒的。

預防頸椎病要講方法

1. 預防頸椎病的小招數

對頸椎病而言，預防勝於治療。我們應該怎樣預防頸椎病呢？

學習關於頸椎病的知識 閱讀有關頸椎病的書籍，學

骨科病

會用科學的手段防治疾病。

多運動 加強運動，堅持做頸肩部肌肉的鍛鍊，有助於預防頸椎病。在工作中間或工餘時，可做頭及雙上肢的前屈、後伸及旋轉運動，既可緩解疲勞，又能使肌肉發達，韌度增強，從而有利於頸段脊柱的穩定性，增強頸肩順應頸部突然變化的能力。應加強頸部活動，常做頸部保健操，並糾正不良姿勢。尤其是長期伏案工作者，應定時改變頭部體位，按時做頸肩部肌肉的運動鍛鍊。

注意頸肩保暖，避免負重物 注意頸肩部保暖，防止受涼，減少發作誘因，夏天不要在空調房間待過久。避免頭頸負重物，避免過度疲勞，坐車時不要打瞌睡。

不要高枕睡眠 睡眠時枕頭應適宜，不宜過高或過低。休息時將枕頭高低放合適後置於頸後。避免高枕睡眠的不良習慣，高枕使頭部前屈，增大下位頸椎的應力，有加速頸椎退變的可能。

養成良好的習慣 注意端正頭、頸、肩、背的姿勢，不要偏頭聳肩，談話、看書時要正面注視，要保持脊柱的正直。長期低頭工作或電腦操作時，注意工間休息，放鬆、活動頸部。

防止外傷 注意避免頸部的意外傷害，既要防止頭頸部外傷，也要預防慢性勞損。勞動或走路時要防止閃、挫傷；低頭工作的人員，不宜長期連續作業，工間應多做頸部運動和按摩。注意休息，低頭或在電腦前坐1小時左右需要活動頸部10分鐘。

樂觀生活 在生活中要保持樂觀精神，樹立與疾病艱苦抗衡的思想，配合醫生治療，避免復發。保持良好的心

態和情緒，避免情緒大起大落。全身不要過於勞累、緊張。

有病應及時治療　應及早、徹底治療頸、肩、背軟組織勞損，防止其發展為頸椎病。

專　家　提　示

　　為了預防頸椎病，可適當服用滋補肝腎、強筋壯骨的藥物。也可以吃一些核桃、生地黃、黑芝麻等具有補腎益髓作用的食物。

2. 不能忽視反覆落枕

　　落枕又稱失枕，多由睡眠姿勢不當，枕頭過高或過低，頭部滑落於枕下，使頸部斜向一側而得名。也有部分患者因睡眠時受風寒，造成局部經絡不通、氣血運行不暢引起。許多人在落枕後，僅是按摩一下或貼塊膏藥，不會特別在意。這種做法極為不當。骨科專家指出，經常落枕可能與頸椎病有關，患者應該有所警惕。

　　專家指出，輕度落枕的患者可做適當的頸部運動，這樣會使症狀消失；但如果反覆落枕，則有可能形成頸椎病。這是因為如果頸部某一肌肉群經常處於過度偏轉狀態的時間一長，頸部的小關節就會錯位，頸部肌肉和韌帶也會出現痙攣。這種現象嚴重時就會感到頸椎劇烈疼痛，有時這種疼痛還會放射到肩胛等部位。

　　老年人如果反覆落枕，且沒有進行有效的治療，便可

骨科病

能會逐步引起骨結構的改變，進而形成頸椎病。

因此，要預防頸椎病，先要預防落枕。專家建議，要避免落枕，首先要保持良好的睡姿，枕頭高度為5～10公分即可，最好與肩持平。枕頭過高會使頸椎前傾角過大，導致頭部供血不足。其次，枕頭要有彈性，枕芯可用穀物皮殼、木棉、中空高彈棉，並配以純棉枕巾。

過硬的枕頭會使頸部局部肌肉得不到良好的放鬆，睡後易產生疲勞感；太軟的枕頭則容易使頭「陷」下去，起不到墊高的作用。

專 家 提 示

發生落枕後，可採用熱敷法，每天用熱毛巾在患處及其周圍敷上2～3次，並做適度的頸部運動。如果落枕後疼痛劇烈，活動嚴重受限，應到醫院檢查和治療，以免貽誤病情。

你知道嗎？

隨意選用胸罩有可能誘發頸椎病

如果女性朋友長期使用窄帶式的胸罩或胸罩尺寸偏小，因穿戴過緊，會使胸罩與肌膚在很小的範圍內頻繁摩擦，時間長了，就會使這些肌肉因過度疲勞、血液循環出現障礙而發生老化。而且過緊的胸罩帶限制了呼吸肌的運動，使胸廓收縮、舒張不暢，從而影響呼吸功能，致使兩肺換氣不足，產生胸悶、氣促等症狀。此外，胸罩帶過緊

可壓迫頸部肌肉、血管、神經，使其受累，從而誘發頸椎病，產生上肢麻木、頸部酸痛、頭暈、噁心等症狀。

3. 不宜用脖子夾著話筒打電話

許多人在打電話時，喜歡彎著脖子，將話筒夾在脖子、肩膀和下巴之間；同時手上還忙著其他工作，如寫字、打電腦等。儘管這樣打電話能充分利用時間，但是長期下來，就有可能患頸椎病。

在現代工作中，許多人經常操作電腦、閱讀或書寫，而這些工作常需要低頭屈頸。長時間保持這種姿勢，頸椎必然會產生疲勞，日久便會發生頸後韌帶、肌肉慢性勞損，導致椎骨增生、韌帶肥厚，發展到一定程度即可引起頸椎病，對人體健康產生較大的影響。打電話本來可以乘機放鬆頸椎，讓頸椎得以休息，如果此刻用脖子夾著聽筒打電話，持續幾分鐘甚至幾十分鐘，這對於本已疲勞的頸椎來說，無異於雪上加霜，極易引起勞損。

從生理結構來講，人體的頸椎側彎的角度不可能太大，要夾住聽筒，對頸部來說是一個難度很高的動作，需要作出很大的反應才能完成。頸椎一側的肌肉被動牽拉，而另一側的肌肉則要極力收縮，筋膜和韌帶也是同樣，而頸椎幾乎所有小關節都處於最大活動範圍。如果長時間保持一種使頸椎很費力的姿勢，而不注意保持肌肉、軟組織之間的平衡，就容易誘發頸椎病。

因此，不宜用脖子夾著話筒打電話。

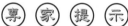

專 家 提 示

　　正確的打電話姿勢是頸椎中立，使其處於最放鬆的狀態，手握話筒，靠近耳朵和嘴巴。為了避免與話筒直接接觸發生污染，不要將其緊貼在耳朵和嘴巴上。

▪ 掌握正確的頸椎病治療方法 ▪

1. 治療頸椎病要選對治療方法

　　頸椎病分為5類（前文已述），應根據類型不同而選擇正確的治療方法。

　　在頸椎病患者中，神經根型約占60％，交感型約占10％，其中絕大多數採用非手術療法即可獲得滿意效果，並有望治癒。少數長期接受嚴格的非手術療法不能有效緩解症狀者，或症狀反覆發作者，可以考慮手術治療；少數病情嚴重者也可早期手術治療。脊髓型頸椎病在頸椎病中約占10％，對人的運動功能危害最大，絕大多數非手術治療無效，一經診斷應當儘早接受手術治療。

　　由於頸椎的退變老化是正常的生理過程，因此頸椎病非手術治療的目的並不是要消除所有增生的骨刺等退變老化現象，而是減輕和延緩其發展進程。只有在非手術治療不能有效緩解症狀的情況下，才考慮由手術的方法去除那些引起患者症狀的頸椎退變老化因素。

專 家 提 示

頸椎病是一種慢性病，其病程很長，患者在配合醫生治療的同時，還可以採取自我療法。例如，患者起床後可進行自我按摩。先按摩臉部，用雙手掌面分別來回搓臉的正面、側面和耳後各幾次，再用五指梳頭十來下，無須太多，感覺舒服就行。這種按摩要長期堅持。

你知道嗎？

頸椎病患者在哪種情況下應及早去醫院呢？

當有下面這幾種情況時，患者應該及早就醫：一是症狀毫無好轉或症狀加重。二是無明顯誘因的情況下出現劇痛或疼痛突然加劇。三是突然步態不穩。四是無特殊原因步行中突然跌倒，或雙膝發軟將要跌倒，或需扶牆站立。五是出現無法解釋的症狀或反應。

2. 頸椎病的非手術療法

頸椎病的治療方法可分為非手術療法和手術療法。在現實生活中，約95%的頸椎病患者可由非手術療法得到治癒或緩解。

常用的非手術療法有以下幾種。

牽引療法 這是最為常用的療法之一，由牽引可以緩

骨科病

解頸部的肌肉緊張、痙攣，使椎間隙略微增大，以減輕和緩解神經根、椎動脈的壓迫和刺激。

圍領療法 圍領即頸托或頸圍，一般外出或工作時用，其作用不是固定頸部，而是限制頸部的活動，特別對頸椎不穩定者效果較好。

推拿療法 此法療效肯定，但不適用於脊髓型頸椎病。

藥物療法 西藥治療包括消炎鎮痛藥、血管擴張藥、營養和調節神經系統的藥物。中藥治療包括中藥湯劑、中成藥。

物理療法 可根據具體情況選擇，常見的有離子導入法、超短波法、石蠟療法，其他如炒粗鹽及熱水袋熱敷等。

針灸療法 依據經絡選擇穴位，留針治療效果較好。可根據病情和療效分療程治療。

那麼，哪些患者應採取非手術療法呢？

早期或輕度頸椎間盤突出症患者 該病經系統的保守治療往往可明顯緩解症狀而解除病痛。頸椎牽引和頸部圍領可考慮為首選治療方法，同時配合藥物治療。

神經根型頸椎病患者 該病症的主要特徵是頸肩痛伴手指麻木，時好時壞，經頸椎牽引、按摩和理療等方法治療，時常奏效。

早期交感神經型、椎動脈型和脊髓型頸椎病患者 經保守治療後症狀可得到緩解。

頸椎病伴有精神疾病患者 這類患者不能配合手術治療，或術後療效不能肯定，故採取非手術療法。

年老體弱，患有心腦血管或肝、腎疾病，不能耐受手術的頸椎病患者 這類患者都應採取非手術療法。

頸椎病術後恢復期的患者可選用藥物、理療及針灸等保守療法。

⚬專⚬ ⚬家⚬ ⚬提⚬ ⚬示⚬

神經根型頸椎病患者在經過正規而系統的非手術治療3～6個月後無效；或非手術治療雖然有效，但反覆發作且症狀嚴重，影響正常生活和工作者，都應進行手術治療。神經根受到壓迫刺激，導致所支配的肌肉進行性萎縮；有明顯的神經根刺激症狀，嚴重影響睡眠和正常生活的，也應進行手術治療。此外，絕大多數脊髓型頸椎病患者、椎動脈型頸椎病患者一經確診後，應進行手術治療。

3. 頸椎病的牽引療法

在治療頸椎病時，牽引療法應用得較為廣泛。此療法適用於各型頸椎病，對早期患者更為有效。下面介紹一下頸椎牽引的作用。

(1) 限制頸椎活動，減少對受壓脊髓和神經根的反覆摩擦和不良刺激，有利於組織充血、水腫的消退。

(2) 增大椎間隙和椎間孔，使神經根所受的刺激和壓迫得以緩和，神經根和周圍組織的粘連也可能得以緩解。

(3) 緩衝椎間盤組織向周緣的壓力，並有利於已經向外突出的纖維環組織消腫。

(4) 使扭曲於橫突孔間的椎動脈得以伸張，從而改善

骨科病

椎動脈的供血狀況。

(5) 牽引被嵌頓的小關節滑膜，恢復頸椎間的正常序列和相互聯繫。

做頸椎牽引時，應注意時間和次數。

頸椎牽引的時間視患者的症狀嚴重程度和牽引效果來決定，如果牽引方法正確而效果不佳，甚至牽引時有諸多不適，則應放棄牽引。

一般來說，如果症狀嚴重，影響生活和工作，可採取臥位持續牽引，除了吃飯及大小便外，24小時連續牽引，理論上效果最好。一般情況下白天牽引，晚上停用。對於那些症狀尚能耐受，又不能放棄工作者，可利用上班休息時間和在家進行坐位間斷牽引，每天2～3次，每次半小時到一小時。

頸椎牽引貴在堅持，方法簡便易行。由於神經根的水腫消退要兩個星期以上，一般要堅持2～3個星期才能有明顯的效果。

專 家 提 示

對病期較久的脊髓型頸椎病患者進行牽引，有時可使症狀加重，故這類患者應少用。

你知道嗎？

做自我頸椎牽引時應注意的事項

做自我頸椎牽引時應注意的事項有：牽引帶應柔軟、透氣性好，枕領聯結帶、懸吊帶要調整為左右等長，使

枕、頜及左、右頜側四處均等。掛於牽引鉤的牽引帶兩端間距為頭顱橫徑的2倍，以免兩側耳朵及顳部受壓，影響頭部血液回流。牽引繩要夠長（約2.5米長）、結實，牽引架的固定要可靠。牽引重物高度以距地面20～60公分為宜，即患者站立後重物可落在地上，懸吊的繩索要在患者手能夠到的範圍。牽引的角度要採取輕度前屈位，即頭前屈，與軀幹成10°～20°。牽引的重量可從3公斤開始，以後逐漸增加到8～10公斤。

4. 頸椎病的物理療法

物理療法是指應用自然界和人工的各種物理因素，如聲、光、電、熱、磁等，以達到治療和預防目的的療法，又稱理療。它在頸椎病的非手術治療中佔有重要的地位。物理療法可選擇的種類很多，常用的有以下五種。

離子導入療法 是一種利用直流電場作用和電荷同性相斥、異性相吸的特性，將各種中、西藥物（普魯卡因、碘化鉀、威靈仙、醋等）作用於頸部的物理療法。

中藥電熨療法 是一種在以祛風散寒、活血通經為主的中藥熱敷基礎上，再疊加直流電或低頻脈衝電流的方法。它兼有中藥薰蒸、溫熱療法和低頻電療法的共同治療作用，故有較好的止痛、消炎，改善神經、關節和肌肉功能的治療效果，對神經根型、頸型頸椎病效果明顯。

感應電療法 以脈衝方式或配以離子導入等方法作用於頸背部肌肉，提高肌張力，加強肌力，可使長期、反覆發作所致的頸背肌力減弱的患者得到恢復。

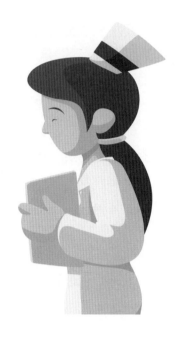

高頻電療法 目前常用的有超短波、短波、微波等方法。利用深部電熱作用改善椎管、椎間孔、橫突孔內的脊髓、神經根、椎動脈等組織的血液供應，以利於受刺激、壓迫的脊髓、神經根、椎動脈等組織恢復。對脊髓型和椎動脈型療效較好。

超聲波療法 在溫熱療法的基礎上，用接觸移動法，將超聲波探頭作用於頸後及兩側頸部。對頸型和脊髓型頸椎病患者有效。

 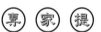

在治療頸椎病時，我們可以採用多種物理療法，互相結合。不過應在醫生的指導下進行。

日常生活中要注意保護頸椎

1. 選好床鋪護頸椎

頸椎病患者要想更好地防治頸椎病，選擇適宜的床鋪非常重要。對頸椎病患者而言，過於柔軟的床鋪會增加腰背部臥側肌肉的張力，而且容易導致頭頸部的體位相對升

高，長期如此，可能會導致局部肌肉韌帶平衡失調，影響頸椎的生理曲線。那麼，頸椎病患者適合選用哪種床鋪呢？

棕繃床　這種床透氣性好、柔軟、富有彈性，較適合頸椎病患者使用。但這種床會隨著使用時間的延長而出現棕繩鬆弛、彈性減弱的情況，因此，每隔3～5年就應更換棕繩，以保持彈性。

火炕　這是中國北方寒冷地區農村常用的床鋪。炕燒熱後，不僅抗寒，還有熱療的效果，可放鬆和緩解肌肉、關節痙攣與疼痛，在一定程度上緩解頸椎病的症狀。

木板床　這類床可維持脊柱平衡，即使鋪上鬆軟被褥，也有利於頸椎病患者緩解症狀。

氣墊床、沙床、水床　這是近年新出現的產品，分別在床墊中置入氣體、沙、水，由氣體、沙、水的流動而不斷調整患者軀體負重點，使人體各部位受力符合生物力學要求，從而保持頸椎、腰椎等的正常生理曲線。不過這些產品的價格非常貴，普通患者可能無力承擔，目前僅在個別大醫院作為治療床使用。

 專 家 提 示

　　如今，許多家庭都睡席夢思床。對頸椎病患者而言，席夢思床墊可能有些軟。不過現在已有一種根據人體各部位負荷不同和人體曲線的特點，選用多種規格和彈性的彈簧合理排列的席夢思床墊，這種床墊適合頸椎病患者使用。

骨科病

選擇合適的枕頭益健康

對頸椎病患者而言，選用一個合適的枕頭對保護頸椎，促進頸椎病的康復，防止頸椎病的復發起著重要的作用。因此，頸椎病患者的枕頭要高低合適，並且要軟硬適中，有一定的彈性和保暖性。枕芯最好選用羽毛。

2. 頸椎病患者宜採取的睡眠姿勢

專家指出，睡眠姿勢是否合理會影響人體的健康。

每個人從小形成的習慣不同，所以睡眠姿勢也不同。俯臥位容易引起頸部肌肉、韌帶、關節等的勞損和退行性改變，從而導致頸部疾病的發生；還容易壓迫心肺而影響呼吸，加重心臟負擔，對人體健康最為不利。

左側臥位也有可能加重心臟負擔，因此，也不宜採取左側臥的睡眠姿勢。

那麼，睡眠時應該採取哪種睡姿最為合理，能防治頸椎病呢？專家提醒，只有不影響或加重心臟負擔，不引起頭頸部和脊柱的變形，能使全身肌肉放鬆，有利於休息的睡姿才是合理的。

一般來說，以仰臥位和右側臥位的睡姿為好，這樣四肢自然伸直或微曲，全身肌肉放鬆，有利於消除疲勞。

專　家　提　示

　　為了防治頸椎病，人們在睡覺時，應以仰臥的姿勢為主，左、右側臥為輔，使胸部保持呼吸順暢。

3. 頸椎病患者日常生活中的自我調養方法

　　頸椎病患者在日常生活中應學會自我調養，這樣自己才能更好、更健康地生活。怎樣進行自我調養呢？

　　適度休息　減輕工作量、學會休息，有利於局部炎症的消退和受累組織的修復。脊髓型、椎動脈型等頸椎病病情嚴重時，應絕對臥床休息；病情呈慢性過程時，則應減少工作量或暫停工作，並生活規律，飲食平衡，力戒菸酒。

　　改正自己不良的習慣體位　坐位工作時應儘量避免駝背、低頭，不要伏在桌子上寫字，看書時不要過分低頭，儘量將書和眼睛保持平行。看書、寫字、使用電腦、開車等時間不宜太長，一般工作50～60分鐘做1～2分鐘頭頸部活動或改變姿勢。

　　此外，在工作中間和工作完後還可做一做工間操。可根據不同職業和工作體位選擇適合自己的肢體對抗平衡操。如端坐、低頭伏案工作的人做操時，可以伸臂仰頸操為主。長期站立仰頭位工作的人，在工作間隙，可做抱膝、軀體彎弓動作。

　　當因工作引起重度肢體疲勞時，可用40～45℃的熱水

泡15分鐘，同時自我按摩疲勞的軟組織，以消除疲勞。

工間操包括頸椎保健操。在長時間工作中，每隔1小時左右，應做短暫的頸部前屈、後伸、左右旋轉及回環活動，以改善頸肌疲勞狀況，恢復最佳狀態。每天早晚應堅持必要的鍛鍊。

日常生活中的家務勞動 頸椎病患者在喝水、刮鬍子、洗臉時不要過分仰頭，看電視時電視機應放在與眼睛同一平面上。切菜、包餃子、織毛衣等家務勞動的時間不宜太久，並要經常改變姿勢。

日常生活中要加強頸肌鍛鍊 頸椎病患者應加強頸部肌肉的功能鍛鍊，使無力的頸肌得以強壯，僵硬的關節恢復靈活，只要長期堅持，就會收到很好的效果。尤其是中老年人和長期低頭工作的人，應多做頸部活動，並學會頸部的自我按摩；另外還應積極參加體育活動，如步行、慢跑、做保健操等。

防止外傷 頸部的外傷與頸椎病有密切的關係，要注意防止。外傷，特別是頭頸部輕微的扭傷、落枕，以及頸椎外傷的繼發影響，對產生和誘發頸椎病均會起到一定的作用，不可輕視。

避免風寒 要防寒保暖，避免感受風寒，防止外邪乘虛侵入而併發風濕痺痛，誘發頸椎病。

防止各種上呼吸道炎症，預防感冒，保持口腔清潔，也是預防頸椎病的重要措施。

你知道嗎？

頸椎病患者宜進行日光浴

日光浴具有活躍機體組織細胞，增強體內血液循環，促進新陳代謝，消除患部炎性病變的功效。老年頸椎病患者和體質虛弱的患者更應進行日光浴。因為它能緩解症狀，增強體質，促進功能恢復。頸椎病患者一年四季都可進行日光浴，氣溫在18~20℃時最為適宜。日光浴的時間不要太長，可由10分鐘逐漸增至1~2小時。

飲食調養，遠離頸椎病

1. 頸椎病患者的飲食原則

在日常生活中，頸椎病患者要根據自身疾病的特點，遵循下面的飲食原則。

● 合理搭配

頸椎病患者的飲食要合理搭配，食物不可單一、偏食。要做到主副、粗細、乾稀搭配，這樣才能全面攝入營養，促進患者的康復和維持正常人體的需要。

● 對症進食

由於頸椎病是椎體增生、骨質退化疏鬆等引起的，所以頸椎病患者應以富含鈣、蛋白質、B群維生素、維生素C和維生素E的飲食為主。其中鈣是骨的主要成分，以牛

奶、魚、豬尾骨、黃豆、黑豆等含量為多。蛋白質也是形成韌帶、骨骼、肌肉所不可缺少的營養素。B群維生素、維生素E則可緩解疼痛，解除疲勞。

另外，如屬濕熱阻滯經絡的頸椎病患者，應多吃些葛根、苦瓜、絲瓜等清熱解肌通絡的果菜；如屬寒濕阻滯經絡者，應多吃些狗肉、羊肉等溫經散寒的食物；如屬血虛氣滯者，應多進食公雞、鯉魚、黑豆等食物。總之，對症進食，有利於頸椎病患者的康復。

● 飲食有度

頸椎病患者的飲食要有節制，不可暴飲暴食。人體的陰陽是平衡的，飲食過度或過寒、過熱都會使陰陽失調而致臟腑受傷。長時間食生冷寒涼的食物會傷脾胃之陽氣，導致寒濕內生，從而加重頸椎病的症狀。

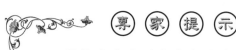

專 家 提 示

頸椎病患者以中老年人為主，其飲食宜清淡、易消化，那些油膩厚味的食物要少吃。

2. 頸椎病患者的食物宜忌

不同類型的頸椎病患者吃的食物也應有所不同，下面分別介紹一下。

● 頸型及神經根型頸椎病患者的食物宜忌

宜吃的食物：薏苡仁、黃鱔、櫻桃、葡萄、木瓜、生薑、桂皮、蔥、蜂王漿、大豆等。此外，風寒濕痹患者還

適合吃胡椒、辣椒、紫蘇、狗肉、羊肉等辛溫性食物。熱痹者，則宜吃絲瓜、冬瓜、苦瓜、綠豆、綠豆芽、紅豆、豆腐、蘆根、金銀花、生地黃等可清熱除痹之食物。

忌吃的食物：風寒濕痹患者忌食柿子、柿餅、西瓜、紅薯、生菜瓜、竹筍、芹菜、枸杞頭、馬蘭頭、生黃瓜、豆腐、綠豆、螺螄、田螺、螃蟹、蚌肉、蜆肉、海帶等生冷性涼食品。熱痹患者忌食胡椒、辣椒、花椒、肉桂、白酒、薑、蔥等溫熱助火食品。

● **椎動脈型頸椎病患者的食物宜忌**

宜吃的食物：眩暈虛證宜食芝麻、桑葚、核桃、淡菜、豬腦、松子仁、枸杞子、何首烏、人參、龍眼肉及天麻。眩暈實證宜食天麻、旱芹、海蜇、白菊花、松花粉、藿香、佛手、薏苡仁、生薑等。

忌吃的食物：眩暈虛證忌食蔥、薑、蒜、辣椒、胡椒、桂皮、茴香、蘿蔔、茶葉、丁香、白酒等。痰濁型眩暈忌食桂圓、大棗、黃精、肥肉、海鮮發物及太鹹的食物。肝陽亢盛型眩暈忌食肥豬肉、狗肉、羊肉、雄雞、辣椒、肉桂、洋蔥、韭菜、茴香、丁香、芥菜、黃芪、人參及菸酒。

● **交感型頸椎病患者的食物宜忌**

宜吃的食物：小麥、糯米、鵪鶉蛋、豬心、豬腦髓、牡蠣肉、鰻鱺、蝗蟲、龍眼肉、桑葚、白菊花、葡萄、核桃、柏子仁、大棗、蓮子、百合、芝麻、銀耳、蜂蜜、靈芝、枸杞、人參、冬蟲夏草、何首烏及松子仁、阿膠、酸棗仁、啤酒等。

忌吃的食物：胡椒、蔥、濃茶、烈性白酒、香菸、肉

桂、辣椒等。

● **脊髓型頸椎病患者的食物宜忌**

宜吃的食物：癱病初起，病屬實證者，飲食宜清淡，宜食黑木耳、桃仁、丹參、當歸等。忌食過於油膩厚味的食物。癱病日久、病屬虛證者，可常食骨頭湯、蛋、豬（羊）腎、栗子、核桃仁。

氣虛證偏重者，宜食易消化、性平味甘的食物，如粳米、山藥、牛肉、雞肉、鰱魚、鱔魚、鱖魚、大棗、櫻桃、葡萄、花生、人參、西洋參、黃芪、胡蘿蔔、豆漿、馬鈴薯、蘑菇、蜂王漿、甘草等。

血虛證偏重者，宜食有健脾補腎、益氣補血的食物，如牛肉、牛肝、羊肉、雞蛋、阿膠、墨魚、章魚、大棗、桑葚、龍眼肉、葡萄、莧菜、菠菜、藕、黑芝麻、當歸、何首烏、黃芪、黨參，以及羊肝、豬肝、雞、海參、花生、豆漿、牛奶、甜菜等。

陰虛精虧證偏重者，宜食鴨肉、豬肉、雞蛋、牛奶、甲魚、龜肉、乾貝、海參、蛤蜊、蚌肉、梨、桑葚、枸杞子、銀耳、西洋參及豆腐腦、菠菜、青菜、蘑菇、糯米、綠豆芽、甘蔗、百合、柑橙、柚子、香蕉、西瓜、蜂蜜、芝麻等。

陽虛腎虧證重者，宜食狗肉、羊肉、雀肉、海馬、乾薑、胡椒、肉桂、荔枝、冬蟲夏草、人參及羊骨、牛鞭、狗鞭、海蝦、淡菜、韭菜、桂圓等。

忌吃的食物：血虛證偏重者，忌食或少食荸薺、大蒜、海藻、草豆蔻、荷葉、白酒、薄荷、菊花、檳榔、生蘿蔔等生冷性涼食物。

陰虛精虧證偏重者，忌食辛辣刺激性食品及溫熱香燥、煎炸上火的食物，忌脂肪，少吃或忌食狗肉、羊肉、雀肉、海馬、獐肉、鍋巴、炒花生、炒黃豆、炒瓜子、爆米花、荔枝、龍眼肉、楊梅、大蒜、韭菜、芥菜、辣椒、胡椒、生薑、花椒、肉桂、茴香、丁香、白酒、香菸等。

陽虛腎虧證重者，少食或忌食鴨肉、鴨蛋、兔肉、阿膠、酸牛奶、甲魚、螃蟹、田螺、蜆肉、柿子、柿餅、柚子、柑、香蕉、無花果、西瓜、甜瓜、苦瓜、紅薯、菜瓜、生藕、生蘿蔔、絲瓜、冬瓜、金針菇、紫菜等。

專 家 提 示

飲食只能作為防治頸椎病的一種輔助手段，不能作為主要療法。如果自己的頸肩感到不適，應去醫院檢查。

你知道嗎？

頸椎病的食療方

山丹桃仁粥：去子山楂30克，丹參15克，去皮桃仁6克，大米50克。諸味洗淨，丹參先煮，去渣取汁，將山楂、桃仁、大米放入丹參汁中，加水適量，武火煮沸，改為文火熬成粥。分1～2次食之。適用於氣滯血淤型頸椎病患者。

骨科病

動一動，趕走頸椎病

1. 頸椎病患者運動時的注意事項

頸椎病患者在進行運動時，應注意下列事項。

慢 運動時動作盡可能緩慢，以防止發生頭暈、頭痛等症狀。

鬆 運動時，頸部肌肉一定要放鬆，儘量不用力，使肌肉各關節得到舒展，促進氣血流通，加快康復。

靜 頸椎病患者在進行運動時應排除雜念，專心鍛鍊，怡然自得，對身心健康會起到良好的調節作用。

恆 鍛鍊要持之以恆，每天3次，每次應量力而行。練習後做一些自我保健按摩，如點按風池、大椎、肩井穴，必能取得更好的效果。

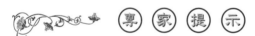

專 家 提 示

頸椎病患者應根據自身疾病特點和具體情況選擇最適合自己的運動，設計自己的治療方案。此外，還應經常瞭解自己鍛鍊的情況和反應，定期對自己的症狀進行評定，定期進行復查。

2. 適宜頸椎病患者的運動方式

頸椎病是一種常見病，患者由於自身的特殊性在選擇運動方法時應特別注意。哪些運動方式適合頸椎病患者呢？

體操　頸椎病患者可做體療師或臨床醫師制定的體操，既簡單輕鬆，又能起到治療效果。

拳術　頸椎病患者最適合練太極拳，特別是神經根型及椎動脈型頸椎病患者最適合練。

擴胸操、啞鈴操　脊髓型的臥床患者為了防止肌肉萎縮的進一步發展及增加心臟搏出量，可以做一些擴胸操和啞鈴操。

適合手部功能鍛鍊的方式　根據病情選用橡皮握力器、核桃、石球等鍛鍊手部功能，主要適用於全身狀況良好僅手部肌肉萎縮者，或全身癱瘓僅存手部功能的患者。

可鍛鍊脊柱及頸椎的運動方式　腰背部以增強椎旁肌為主。頸部不宜做劇烈運動，以一般的伸屈側向活動為主；病情較重者以按摩為主。

頸椎病患者在進行運動時，運動量要由小到大，動作和內容要求由易到難，使全身能逐步適應；隨著病情的好轉，不斷加大運動負荷和動作難度，以增強身體的適應能力，使機體功能得到更大程度的改善。

你知道嗎？

適合頸椎病患者的頸椎運動

運動前準備姿勢：雙腳分開與肩同寬，兩手臂放在身

體兩側，指尖垂直向下（坐時兩手掌放在兩大腿上，掌心向下），兩眼平視前方，全身放鬆。

運動方法：抬頭緩慢向上看天，要盡可能把頭頸伸長到最大限度，並將胸腹一起向上伸（不能單純做成抬頭運動）；將伸長的頸慢慢向前、向下運動，好似公雞啼叫時的姿勢；再緩慢向後、向上縮頸，恢復到準備姿勢。

運動的注意事項：每做一次連續運動約需1分鐘；向上伸頸和向後縮頸都要挺胸收腹；結合每人不同情況每天可做數遍，每遍可做數次。

3. 適合頸椎病患者的保健操

積極運動、經常活動頸部是防治頸椎病的有效措施之一。這裏特別介紹六招頸椎保健操，頸椎病患者平時不妨多練習一下。

前俯後仰　準備姿勢為自然站立，雙目平視，雙腳略分開，與兩肩平行。先雙手叉腰，抬頭後仰，同時吸氣，雙眼望天，停留片刻；然後緩慢向前胸部位低頭，同時呼氣，雙眼看地。做此動作時，要閉口，使下頜儘量緊貼前胸，停留片刻後，再上下反覆做四次。

左右擺動　準備姿勢為自然站立，雙目平視，雙腳略分開，與兩肩平行。頭部緩緩向左肩傾斜，使左耳貼於左肩，停留片刻後，頭部返回中位；然後再向右肩傾斜，同樣右耳要貼近右肩，停留片刻後，再回到中位。這樣左右擺動反覆做四次，在頭部擺動時須吸氣，回到中位時慢慢

呼氣。做操時雙肩、頸部要儘量放鬆，動作以慢而穩為佳。

左右旋轉　準備姿勢為自然站立，雙目平視，雙腳略分開，與肩平行。先將頭部緩慢轉向左側，同時吸氣於胸，讓右側頸部伸直後，停留片刻；再緩慢轉向右側，同時呼氣，讓左邊頸部伸直後，停留片刻。這樣反覆交替做四次。

舉臂轉身　準備姿勢為自然站立，雙目平視，雙腳略分開，與肩同寬，雙手自然下垂。做動作時先舉右臂，手掌向下，抬頭目視手心，身體慢慢轉向左側，停留片刻。在轉身時，要注意用腳跟轉動45°，身體重心向前傾，然後身體再轉向右後側，旋轉時要慢慢吸氣，回轉時慢慢呼氣，整個動作要緩慢、協調。轉動頸、腰部時，要儘量轉到不能轉為止。停留片刻，回到自然式後，再換左臂。而換左臂時，放下的手要沿耳根慢慢壓下，換好手臂後同樣再做，來回反覆做兩次。

提肩縮頸　準備姿勢為自然站立，雙目平視，雙腳略分開，與肩平行，雙手自然下垂。雙肩慢慢提起，頸部儘量往下縮，停留片刻後，雙肩慢慢放鬆地放下，頭頸自然伸出，還原自然；然後再將雙肩用力往下沉，頭頸部向上拔伸，停留片刻後，雙肩放鬆，並自然呼氣。注意在縮伸頸的同時要慢慢吸氣，停留時要憋氣，鬆肩時要儘量使肩、頸部放鬆。回到自然式後，再反覆做四次。

波浪屈伸　準備姿勢為自然站立，雙目平視，雙腿略分開，與肩平行，雙手自然下垂。下頷往下前方波浪式屈伸，儘量貼近前胸，雙肩扛起，下頷慢慢屈起，胸部前

骨科病

挺，雙肩往後上下慢慢運動。下頜屈伸時要慢慢吸氣，抬頭還原時慢慢呼氣，雙肩放鬆，做兩次停留片刻；然後再倒過來做下頜伸屈運動，由上往下時吸氣，還原時呼氣，做兩次，正反各練兩次。

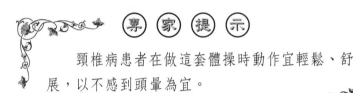

專　家　提　示

　　頸椎病患者在做這套體操時動作宜輕鬆、舒展，以不感到頭暈為宜。

心態平和，消除病痛

1. 頸椎病患者減輕心理負擔的方法

　　許多頸椎病患者常因自身的疾病而背負沉重的壓力，這時，作為頸椎病患者的家人或主治醫生應積極幫助他們減輕心理負擔。

　　樹立戰勝疾病的信心　例如醫生可給患者講解有關頸椎病的醫學知識，使其配合醫護人員的治療，這樣既可增強患者對治療的信心，又可使患者保持自信樂觀的態度。

　　用積極的心理暗示　研究表明，積極的心理暗示療法可有效地改善由頸椎病引起的心慌、胸悶、腹脹、頭痛、多汗、肢體麻木等症狀。

　　戰勝恐懼　在頸椎病中只有脊髓型頸椎病可引起癱瘓，但不是每個患者都會發生，只要治療得當，也可避

免，或經治療可好轉。因此，要讓患者多暸解頸椎病的專業知識，以消除恐懼心理。

消除急躁情緒　頸椎病是慢性病，病程可以很長，因此在治療上需要一個相當長的時間，方可顯出療效。過分急躁，只會影響療效。

專　家　提　示

頸椎病晚期患者或手術失敗的人容易悲觀厭世，為此，必須加強引導，使患者多接觸社會，培養興趣及多方面的情趣，從而在精神上獲得慰藉，這些都有利於病情的穩定和患者的康復。

2. 頸椎病患者的心理調治

防治頸椎病，心理療法不宜忽視。那麼，頸椎病患者應該怎樣進行心理調治呢？

放寬心胸　凡事不必斤斤計較，宜寬厚為懷，養成以樂觀的情緒去觀察事物的習慣。時常保持心境開朗，心胸開闊，寬宏大度，意志堅強，精神上當強者和富有者，心情便會愉快。

培養廣泛的興趣　培養各種興趣和愛好，如閱讀、聽音樂、栽花種草，如琴、棋、書、畫、旅遊等；堅持鍛鍊身體，陶冶情操，使生活充滿樂趣。生活中總有歡樂和失意的時候，只有那些能主動去尋找生活樂趣的人，才能夠真正地享受生活。

骨科病

積極與人交往 在人際交往中，我們既可以得到別人的幫助、安慰和理解，也可以找到自我內心的平靜。盡可能地擴充自己的生活領域，參加一切有益的社會活動，與各方面的人員接觸、結交朋友，不能過封閉式的生活。相反，越是不願與人來往的人，越會感到孤獨。

面對現實 對於疾病，即使確有殘疾，也要承認客觀事實，正確、冷靜地對待，不回避，對生活前景和命運充滿希望，要有積極向上的樂觀態度，樹立戰勝疾病的信心與決心，從而激發出頑強拼搏、戰勝病魔的鬥志，永不喪失信心。

不要悲觀 頸椎病症狀較重或反覆發作的患者，如脊髓型頸椎病發展下去會引起癱瘓，但也不是每個患者都會發生，只要治療得當，也可避免，或經治療可好轉，甚至有的可以完全治癒。應學習和掌握有關專業知識，瞭解其發病規律，積極配合治療，以消除悲觀恐懼的心理。如果整日悲觀，精神負擔沉重，則對病情變化有害無益。

多做適當運動 只有在間歇期和慢性期做適當的運動，才有助於恢復健康。

專 家 提 示

頸椎病患者常對自己或事情保持負向的看法，而這種情形常是不自覺的。因此，家人和護理人員應幫助患者回顧自己的優點、長處及事情的有利方向，加強正向思考，減少負向評價，增強自信心，建立積極向上的人生觀。

你知道嗎？

放風箏可防治頸椎病

放風箏時，挺胸抬頭，翹首舉目，左顧右盼，因此，經常放風箏能增加頸椎周圍肌纖維的體積，保持韌帶的彈性和椎關節的靈活性，增強頸椎、脊椎的代償能力，既不損傷椎體，又可預防椎骨和韌帶的退化。此外，放風箏還是一項綜合性體育活動，在大自然中放風箏就是日光浴、空氣浴，這樣可以促進新陳代謝，延緩組織、器官的老化，不單是頸椎病，其他一些老年病也會大為減少。

頸椎病的中醫治療

1. 可治療頸椎病的中成藥

下面這幾種中成藥對治療頸椎病很有效果，患者可以在醫生指導下吃一些。

天麻丸　每次5丸（粒），每日2～3次。此藥可祛風除濕，舒筋活絡，活血止痛。適用於風寒濕型頸椎病。孕婦慎用。

疏風定痛丸　每次1丸，每日2次。此藥具有祛風散寒、活血止痛的功效。適用於風寒濕型頸椎病、氣滯血淤型頸椎病。孕婦慎用。

骨科病

骨刺丸 每次1丸，每日2次。此藥具有祛風散寒、活血通絡、除濕止痛的功效。適用於風寒濕型頸椎病，並可用於骨質增生症。孕婦慎用。

小活絡丹 每次1丸，每日2次。此藥具有驅寒散結、活血通絡的功效。適用於風寒濕型、氣滯血淤型、痰濕阻絡型頸椎病。孕婦慎用。

大活絡丹 每次1丸，每日2次，並可用熱黃酒送服。具有理氣祛風、舒筋活絡的功效。適用於風寒濕型、氣滯血淤型、痰濕阻絡型、肝腎不足以及氣血虧虛型頸椎病。此外，由頸椎病或其他病證所致癱瘓者，也可使用。但孕婦忌服。

頸復康散（商品名頸復康沖劑） 每次1～2包，每日2次，溫開水沖服。此藥具有活血通絡、散風止痛的功效。適用於諸型頸椎病所致的眩暈、頸項僵硬，以及肩背酸痛、上肢麻木者。孕婦忌服。此外，消化性潰瘍、腎性高血壓患者慎用，感冒、發熱、鼻炎、咽痛等患者暫停服用。

太極通天液 每次10毫升，每日3次，15日為1個療程。可起到活血化淤、通脈活絡、疏風止痛的作用。適用於諸型頸椎病所致的頸項疼痛、頭痛等。孕婦與出血性腦病者忌服。若用於預防，則每次10毫升，每日1次。

頸痛靈液 每次10毫升，每日服2次。此藥可滋補肝腎，益氣養血，溫通經脈，活絡止痛。適用於諸型頸椎病，尤以肝腎不足型、氣血虧虛型頸椎病為佳。對於各型頸椎病所致的疼痛、麻木、眩暈、頸項僵硬等均有效。此外，對風濕性關節炎、骨質增生以及神經痛等也有一定功

效。

健步虎潛丸 每次1丸，每日2次，並可以熱黃酒為引。此藥可補氣養血，強筋壯骨。適用於氣血虧虛型頸椎病，可用於筋骨痿軟、步履維艱者。

抗骨質增生丸 每次1丸，每日2次。此藥可補腎強筋、活血利氣、通絡止痛。適用於諸型頸椎病，並可用於骨質增生。

仙靈骨葆膠囊 每次3粒，每日2次，4～6週為1個療程。此藥可溫腎壯陽，接骨續筋，強身健骨。適用於諸型頸椎病，對肝腎不足型頸椎病尤佳，並可用於骨質疏鬆症等。用於預防，則每次1～2粒，每日1～2次。

壯骨關節丸 每次1丸，每日2次，30日為1個療程。此藥具有補益肝腎、養血活血、祛風通絡的功效。適用於諸型頸椎病，對於肝腎不足型頸椎病尤宜，此外，可用於骨質增生、腰肌勞損等症。

專 家 提 示

不管是中成藥還是西藥，頸椎病患者在服用時都應聽從醫生的指導，自己不能盲目地吃藥，尤其是孕婦。

2. 適合頸椎病患者的按摩方法

按摩有舒筋通絡、活血散淤、消腫止痛、滑利關節、整復錯縫等作用，按摩對頸椎病患者而言，有很好的治療

骨科病

作用。頸椎病患者的具體按摩方法如下所述。

患者一般取坐位，頸肩部放鬆。

浴面 雙手相對搓熱，然後用搓熱的兩手掌摩擦兩側面部，先上下擦，再環轉擦，各幾十次，至面部發熱為止。

開慧眼 兩手拇指在印堂穴處向上推抹3～5次。

推太陽穴 兩手中指按在太陽穴處上下推5～20次。

鳴天鼓和叩齒 雙臂向上屈肘，雙手掌緊按兩耳，手指按在頭枕部風府穴，兩手食指抬高壓在中指上，然後兩手食指用力彈下，用其指尖敲振頭枕骨如擂鼓狀，耳內聞聲如雷鳴，如此15～20次；接著將手掌移開片刻，再按緊兩耳，同時張合口，叩齒9次。

按揉風池穴 兩手拇指分別按在同側風池穴上，其他四指貼附在頭部兩側；拇指用由輕到重的力量按揉風池穴20次。

拿肩井穴 一手拇指在肩前，食指、中指在肩後，捏對側肩井穴，使之產生明顯酸脹感。兩側交替做，捏拿幾次即可。

擦頸 用雙手掌擦頸部兩側，注意要用手指的掌面先快速向前擦動，再用力緩慢向前擦動，往返擦動幾十次，至皮膚發熱潮紅為止。

揉按命門穴 一手或雙手中指按壓腰背部命門穴，使之產生酸脹感，再揉按幾十次。

揉按腎俞穴 一手中指按壓腰背部同側腎俞穴，使之有酸脹感，再揉幾十次。再換手按另一側穴位，方法如前述。

擦撫丹田 意守丹田，雙手掌重疊擦撫丹田穴，由上至下重複3遍。

按壓鎖胸乳突肌 用雙掌小指側面從風池穴起，上下按壓鎖胸乳突肌20～30次。

捏頸旁肌群 用大拇指和四指從髮際處開始捏按頸旁肌群，並緩慢向下按捏至肩部，反覆30次。

按揉棘後韌帶 用大拇指第一節掌面從頸後正中髮際處開始緩慢按揉，輕微用力，如螺旋形向下移動，反覆30次。

按壓頸椎旁 除大拇指外，其他四指在頸椎旁上下按壓30次。

按摩理筋解痙 以右手掌置於頸項部，有節奏地左右、上下推摩1分鐘，然後以左手掌推摩1分鐘。左、右手交替推摩，直至頸項部皮膚產生熱感為止。

旋頸滑利關節 頭顱先向左慢轉10下，再向右轉10下，幅度漸加大。

夾提頸肌 雙手十指交叉，用手掌根部向後夾提頸肌2分鐘，然後用手做按摩動作，按頸、肩、手臂到手部的順序，反覆按摩30次以上。

自我點穴 用拇指點壓、拔患側的合谷穴、陽谿穴以及曲池、風池等穴位1分鐘；用拇指、食指和中指點、拔患側少海穴1分鐘，或以食指、中指、無名指點、壓患側肩井穴1分鐘；以中指或拇指輕輕點、壓患側缺盆穴1～2分鐘；或以雙手拇指點、拔雙風池穴1～2分鐘；或以中指點、壓患側完骨穴1～2分鐘。

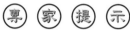

專 家 提 示

　　按摩對神經根型頸椎病的效果較為明顯，對椎動脈型和交感神經型也有一定的療效。但脊髓型頸椎病患者應慎用按摩療法。

你知道嗎？

頸椎病的足底按摩法

　　頸椎病患者宜進行足底按摩，頸椎在足部的反射區是雙足拇指指腹根部橫紋處，雙足外側第五趾骨中部（足外側最突出點中部）。頸部肌肉反射區是雙足底腳趾後方的2公分寬區域。足底按摩的方法是用拇指指腹，也可用第二指或第三指的關節，以數毫米幅度移動。力度最初較輕，漸漸增強，以稍有痛感為宜，按摩時間可自選。最好是每天早晚各一次，每次10～30分鐘，堅持兩週以後，對一般頸椎病患者即可出現較好的效果。

威脅老人健康的頑疾
——肩周炎

　　肩周炎，全稱為肩關節周圍炎，又
稱五十肩、凍結肩、肩凝症、漏肩風，
是以肩關節疼痛為主要症狀的中老年常
見疾病。如果肩周炎得不到有效的治
療，就可能嚴重影響肩關節的活動功
能，妨礙患者的日常生活。

你得了肩周炎了嗎？

肩周炎是中老年人的常見病、多發病，50歲左右的女性最易得肩周炎。那麼，怎樣才能知道自己得了肩周炎呢？

(1) 如果你已年過40，肩部出現疼痛難忍，特別是夜間疼痛加劇的症狀，睡覺時還需特定臥位，翻身困難，影響入睡；

(2) 如果你的肩關節活動受限，不能做梳頭、洗臉、洗澡、端碗、用筷以及穿衣提褲等動作，嚴重影響自己的日常生活；

(3) 肩痛日久後，有時還會出現患肢肌肉萎縮，患肩比健肩略高聳、短窄，肩周有壓痛點，局部肌肉粗、鈍、變硬，肩關節活動範圍明顯受限，甚至不能活動的情況。

如果你有上述3條中的1條，那麼，就說明你已患上了肩周炎，應及時到醫院檢查治療，不可耽誤。

全面瞭解肩周炎

1. 肩周炎的顯著症狀

肩周炎是老年人極易發生的疾病，而且女性多於男性。肩周炎的顯著症狀包括下面這幾點。

● 疼 痛

肩周炎初期為輕度肩部酸楚、冷痛、酸痛，可持續

痛，或陣發性痛，部位局限於肩峰下，多數為慢性發作，以後逐漸加重，劇痛或鈍痛，或刀割樣痛，且呈持續性，部位發展成整個肩關節周圍，嚴重者，稍一觸碰或活動不慎或牽拉時即疼痛難忍，常可引起撕裂樣劇痛。肩痛晝輕夜重為本病的一大特點，夜間疼痛較重，或夜不成眠，或半夜痛醒，不敢臥向患側。疼痛多遇熱減輕，氣候變化或勞累後，常使疼痛加重。疼痛可向頸部、肩胛部、三角肌、上臂或前臂外側擴散。

● 活動受限

這是肩周炎的典型症狀，肩關節開始不敢活動，逐漸向各方向的活動均受限，如外展、上舉、後伸、外旋、內旋等活動受限。隨著病情進展，肩關節各方向的主動和被動活動均受限，表現為手不能插口袋、紮腰帶，不能梳頭、摸背、穿衣、洗臉等。

嚴重時肘關節功能也可受影響，屈肘時手不能摸到同側肩部，尤其在手臂後伸時不能完成屈肘動作，當肩關節外展時出現典型的「扛肩」現象。

● 怕　冷

肩周炎患者患肩怕冷，不少患者終年用棉墊包肩，即使在暑天，肩部也不敢吹風。

● 壓　痛

多數患者在肩關節周圍可觸到明顯的壓痛點，壓痛點多在喙突、肩峰下、大結節、小結節、結節間溝、三角肌處，而在岡下窩、肩胛骨外緣（小圓肌起點）、岡上窩可觸及硬性索條，並有明顯壓痛。

明顯壓痛點尤以肱二頭肌長頭腱溝為甚，岡下窩壓痛

可放射到上臂內側及前臂背側，少數患者呈肩周軟組織廣泛性壓痛，無壓痛點者少見。

● 肌肉痙攣與萎縮

三角肌、岡上肌等肩周圍肌肉早期可出現痙攣，肩周炎晚期因患者懼怕疼痛，患肩長期活動減少，肩部肌肉會發生不同程度的非失用性萎縮，特別是肩外側的三角肌萎縮，出現肩峰突起、上舉不便、反彎不利等典型症狀，此時疼痛症狀反而減輕。

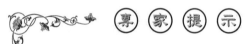

專 家 提 示

部分肩周炎患者可能會出現心煩、失眠、心悸、眩暈、飲食不節、或冷或熱等症狀。如果自己有上述症狀，要想到可能患了肩周炎。

2. 肩周炎的分期、分類、分型

肩周炎的整個病程可分為三期，即凍結期、穩定期、解凍期。瞭解肩周炎發病的過程，對防治肩周炎具有重要的作用。這三期分別簡述如下。

凍結期 又被稱為肩周炎的急性發病階段，是由炎症、疼痛而引起反射性肌肉痙攣等為主的病理變化，但沒有軟組織粘連等不可逆轉的病理轉變。臨床表現以疼痛和肩關節的功能障礙為主要特徵，是肩周炎的初期階段。

穩定期 這是肩周炎從急性轉變到慢性的發病階段，這時肩疼痛的症狀減輕。由於關節周圍軟組織在炎症反應

後發生攣縮、增生、肥厚和粘連等，嚴重限制了肩關節活動，所以此期為軟組織發生器質性病理改變的階段。

解凍期　炎症過程自行消退，病理停止發展，所有的症狀得到緩解，如果能堅持鍛鍊，功能可逐漸得到恢復，否則功能往往不會自行恢復。

肩周炎按不同的發病部位及病理變化可分為下面四類。

肩周滑囊病變　包括滑囊的滲出性炎症、粘連、閉塞及鈣質沉積等病理變化，可累及肩峰下滑囊或三角肌下滑囊、喙突表面的滑囊等。

盂肱關節腔病變　這一病變多發生於「凍結肩或繼發性粘連性關節攣縮症」，早期均可有腔內的纖維素樣滲出，晚期出現關節腔粘連、容量縮小。

肌腱、腱鞘的退化性病變　如肱二頭肌長頭肌腱及腱鞘炎、岡上肌腱炎（疼痛弧綜合徵）、鈣化性肌腱炎、肩袖斷裂及部分斷裂、撞擊綜合徵等。

其他肩周圍病變　如喙突炎、肩纖維組織炎、肩胛上神經卡壓徵、肩鎖關節病變等。

不同的肩周炎患者臨床表現也不盡相同，病情有輕重之分。根據患者的病情，可將肩周炎分為三型。

輕型　肩部酸痛，夜間不影響睡眠，肩關節功能活動輕度受限，前屈後伸正常。

中型　肩部疼痛較重，可影響夜間睡眠，個別體位可引起劇烈疼痛，肩關節功能活動中度受限。

重型　肩部疼痛嚴重，夜間影響睡眠，多個體位均可引起劇烈疼痛，活動受限，影響日常生活和工作。

骨 科 病

（專）（家）（提）（示）

肩周炎的整個發病機制中有三個特點：一是關節囊周圍的軟組織最終都要受到侵犯；二是病變的發展不一致，不是所有的組織都具有同等的病理變化；三是病理變化的進行是可逆轉的。

你知道嗎？

引起肩痛的疾病有哪些？

如果肩痛，並不一定就是肩周炎。下面這幾種疾病也可引起肩痛：頸椎病、膽囊炎、膽石症、心絞痛、心肌梗塞、肺尖癌等。當頸椎發生增生等退行性病變，增生骨刺壓迫頸部神經時，也可引起肩痛，但這種肩痛多伴有頸部的不適及頭昏眩暈等症狀。

3. 肩周炎的誘發因素

防治肩周炎時，要根據其誘發因素區別對待。因此，要防治肩周炎，應先熟悉肩周炎的各種誘發因素。肩周炎的誘發因素主要包括下面這幾種。

很少活動肩關節　肩關節的活動減少，尤其是上肢長期靠在身旁，垂於體側，被認為是肩周炎最主要的誘發因素。一般在外傷或手術以後，肩關節活動銳減，肩周炎發生率較高。外傷後不適當制動時間長，也可造成肩周炎，

而且有時甚至因為前臂、腕部骨折後用頸腕吊帶懸吊而減少了肩關節的活動，也可造成肩周炎。此外，心臟手術也可引起同側肩關節的肩周炎。這種手術以後引發的肩周炎，可能與術後疼痛、肩部活動減少有關。

肩關節內在病變　肩關節本身發生病變，尤其是局部軟組織發生退行性改變，由於疼痛限制肩關節運動，造成肩周炎。導致肩周炎的最常見軟組織退行性疾病是肌腱炎和腱鞘炎，其次是撞擊綜合徵和肩峰下損害。

此外，肩部的損傷有時即使是微小的損傷，也極有可能成為肩周炎的起因。

頸椎疾患　專家研究認為頸椎病患者發生肩周炎的可能性極大，而且肩周炎患者也常伴有同側頸椎側屈和旋轉功能的明顯下降。另外，心臟病、肺部結核、膈下疾病等，也可不同程度地引起肩周炎的發生。

內分泌系統疾病　糖尿病、甲狀腺功能亢進或甲狀腺功能減退等內分泌系統疾病也與肩周炎關係密切，尤其是糖尿病患者，合併肩周炎的發生率可達10%～20%。因此，內分泌功能紊亂也可能是肩周炎的誘發因素之一。

神經系統疾病　調查顯示，患偏癱、神經麻痹等神經系統疾病的患者肩周炎發生率較高。這可能與肌肉力量降低、運動量減少有關，如帕金森病患者肩周炎的發生率高達12.7%，高發的原因明顯與運動減少有關。

姿勢不當　肩周炎多發生於手工作業、伏案久坐等職業人群，而且過度胸椎後突（駝背）的患者易患肩周炎。這可能是由於長期的不良姿勢或姿勢失調造成了肩胛骨的傾斜，肩峰和肱骨也因不正常的應力而發生位置改變，逐

漸形成肩袖損傷，潛在地導致肩周炎。

寒冷也是肩周炎的誘因之一，如果睡在潮濕、受風冒雨的地方，或睡臥時露肩、肩部受涼等，均可引發肩周炎。

4. 易得肩周炎的人群

哪些人易得肩周炎呢？

調查顯示，患肩周炎的患者多是肩臂活動多，但並不消耗體力的非體力勞動者，例如廚師、教師、作家、畫家、會計、司機和某些辦公室工作人員等。這些患者雖非體力勞動者，但所從事的工作均須要頻繁活動肩臂或肩臂必須長時間固定於某一種姿勢，尤其是這種姿勢大部分是上臂輕度外展、內旋位。

例如，廚師使用刀、鏟、勺的活動即屬此類。會計打算盤、使用計算機或電腦的姿勢，司機把握方向盤的姿勢，均易使肩周有發炎性反應，使之充血、滲出及肉芽組織增生。

進入中年以後，尤其是50歲左右時，蛻變到一定程度，組織再生和修復能力下降，內分泌功能紊亂、新陳代謝減退及其他誘因等均可導致炎性灶迅速粘連、纖維化甚至鈣化，最終導致肩周各關節活動受限和劇烈疼痛。

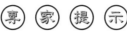

專 家 提 示

肩周炎的發生、發展和季節有一定的關係。例如夏季就是肩周炎的高發時期。這是因夏季人們貪涼而不注意保暖造成的。

你知道嗎？

肩周炎患者為什麼夜間疼痛會加劇呢？

肩周炎患者夜間疼痛會加重。肩周炎的疼痛，一方面是由於無菌性炎症的充血和水腫壓迫及牽拉末梢神經引起；另一方面是由於炎症的刺激、充血、血流淤滯等，使局部炎性產物積聚滯留，這些物質本身即有較強的刺激痛覺神經的效應，從而引起疼痛。此外，這些炎性產物能直接作用於小血管平滑肌，引起小血管擴張充血，使腫脹和淤滯加重，並且刺激血管壁，使血管壁通透性升高，血漿和白細胞滲出增加，使炎症泛發。夜晚休息時，骨骼肌處於靜息狀態，其中小血管平滑肌緊張性較高，血流阻力較大，血流量較白天更少。當病變的肩關節炎症區供血量減少時，炎症的代謝產物不能被迅速運走和稀釋、分解，在局部集聚濃度越高，對痛覺神經的刺激也越強。同時，由於這些代謝產物的濃度增高，使局部腫脹淤滯越嚴重，牽張壓迫也越強烈，所以夜晚時，病變區疼痛會加重。

預防肩周炎有學問

1. 預防肩周炎的綜合措施

預防肩周炎，可採取下列綜合措施。

肩部不可過度疲勞　過度疲勞易導致肩部軟組織的慢性疲勞和損傷。

避免肩部受寒、受濕　受寒受濕是導致肩周炎發生的重要因素，尤其是夜間睡眠時，要注意肩部保暖。

避免肩部外傷　有些老年人由於運動功能協調性差，稍受外力作用就會引起肩部軟組織損傷甚至骨折，所以患者一定要注意這一點。

避免長期制動　因各種原因所致的肩部長期不活動，均可造成肩關節軟組織粘連、攣縮。

保持肩關節的穩定性　增加肩部肌力練習，可減少肩周炎的發生和復發，但進行肌力練習必須遵守循序漸進、個別對待、局部和全身鍛鍊相結合的原則，以免引起肩部損傷。

注意睡姿　睡眠姿勢避免固定一側側臥，致使在下面的一側受壓。側臥時注意患肩在上。

（專）（家）（提）（示）

如果年齡允許，每天可堅持做引體向上鍛鍊，對預防肩周炎有很大作用。也可做肩關節迴旋練習，即以肩關節為中心，做劃圈活動，就可很好地防治肩周炎。

2. 盛夏謹防肩周炎

許多老人會在炎炎盛夏時分患上肩周炎，其原因何在呢？中醫學認為，肩周炎的發生，除了與身體正氣不足關係密切外，主要是肩部受到風寒濕邪的侵襲。例如，久居濕地、風雨露宿，以致風寒濕邪侵襲血脈筋肉，在脈則血凝而不流，脈絡拘急而疼痛；寒濕之邪侵淫筋肉則屈而不伸，痿而不用，從而發生了肩周炎。而且患肩周炎的患者局部特別怕風，中醫也稱「漏肩風」。

從臨床表現來看也頗為形象，例如，某些患者雖在炎炎夏日，仍然感到肩部冰冷，不得已還得穿用棉坎肩保護肩部，使之不至於受風。

夏日炎炎，酷暑難熬。有些老人愛沖涼水澡，肩膀常受寒冷的刺激；夏天納涼，許多人喜歡久坐於林蔭道、屋簷下，或濕地，或淋風雨，或夜晚露宿，只圖涼爽，而遭受風寒濕邪侵襲；如果夏季老人晚間睡覺不注意，肩膀裸露在外，再加上電扇、空調等冷氣較長時間吹拂肩部，易使肩部著涼。

以上，都是夏季易誘發肩周炎的原因。因此，夏季老人應特別注意保暖，避免風寒，以防肩周炎的發生。

如果家中有患肩周炎的老人，家人應協助患者穿衣、梳頭、繫腰帶等。要關心、體貼患者，幫助患者解決生活中的困難。

骨科病

中醫怎樣將肩周炎分型的？

中醫將肩周炎分為三型。

風寒濕型：肩部疼痛，遇風寒痛增，得溫痛緩，畏風惡寒，或肩部有沉重感。舌質淡，苔薄白而膩，脈弦滑或弦緊。

淤滯型：肩部腫脹，疼痛拒按，以夜間為甚。舌質暗或有淤斑，苔白或薄黃，脈弦或細澀。

氣血兩虛型：肩部酸痛，勞累後疼痛加重，伴頭暈目眩，氣短懶言，心悸失眠，四肢乏力。舌質淡，苔少或白，脈細弱或沉。

━━━━━ 掌握肩周炎的治療方法 ━━━━━

1. 治療肩周炎的方法

治療肩周炎的方法很多，如物理康復療法、推拿按摩療法、體育運動療法、傳統經驗療法、針灸拔罐療法、針刺療法、小針刀療法、封閉療法、神經阻滯療法、穴位注射療法、中醫中藥療法、西醫西藥療法等。

在治療時，可選擇適合的治療方法，也可綜合運用這些治療方法，儘快減輕肩周炎患者的病痛。

　　事實上，肩周炎除極少數之外，大都是可以自癒的。若治療得當，完全可以在凍結期或穩定期的開始階段使病程停止發展而得到治癒。肩周炎的治療最主要的是堅持自我鍛鍊與按摩，同時可輔以藥物及理療和局部封閉療法。

　　肩關節的活動練習是治療中必不可少的部分，尤其對於肩關節活動有障礙者，在發病之初就應積極進行。理療或離子導入法均可改善血運，消除肌肉痙攣，防止粘連，並有一定的止痛作用。在早期或疼痛較重時，患者可服用消炎鎮痛藥物，如雙氯芬酸、布洛芬、萘普生等，或舒筋活血藥物，如強天麻杜仲丸、大活絡丹等，也可外用止痛噴霧劑、紅花油等。如果有明顯的局限性壓痛點，尤其對於關節間溝處局限性壓痛的患者可以採取局部封閉，用藥為2%利多卡因 2 毫升，加潑尼松龍0.5毫升。

　　局部封閉療法可以消除炎症，避免黏連；打斷疼痛的惡性循環，對於肩周炎的康復很有幫助。麻醉下手法推拿對肩關節僵硬的治療並非必須，在疼痛已經消失而運動沒有恢復的病例中可應用，但手法必須輕柔。

（專）（家）（提）（示）

　　不管治癒或自癒，肩周炎患者痊癒後也有可能再復發。經過治療，效果最好的肩關節活動可達到正常或接近正常，療效最差的個別患者可能完全強直，而未經治療的自癒者活動性較差。

2. 適合治療肩周炎的西藥

下面介紹幾種治療肩周炎的常用西藥。

● 非甾體抗炎藥

這類藥可在中藥治療基礎上作為輔助治療，在關節劇痛的情況下，可小量應用，以緩解疼痛，緩解後即停用。

阿司匹林：每日3～6克，分3～4次口服；或水楊酸鈉每日6～8克，分3～4次口服。水楊酸鈉類具有止痛、退熱、消炎、抗過敏的作用。該藥服後可有胃腸道刺激症狀或胃出血，應注意觀察，有出血傾向可用維生素K防治。阿司匹林不與鹼性藥物如氨茶鹼、碳酸氫鈉、布洛芬等非甾體抗炎藥合用，因聯用會降低療效。

吲哚美辛：每次25毫克，每日2～3次，飯時或飯後服，以減少對消化道的刺激。透過抑制體內前列腺素的合成而產生具有抗炎、退熱、鎮靜的作用，鎮痛效應可持續5～6小時。它也有抗血小板聚集、防止血栓形成的作用。若有頭痛、頭暈現象，或減量或停藥；若未見副作用，可增至每日125～250毫克。潰瘍病患者禁用或慎用。

吡羅昔康（炎痛喜康）：口服，每次20毫克，每日1次，飯後服，具有消炎、鎮靜作用。其機制與抑制前列腺素的合成有關，療效顯著，迅速而持久，優於吲哚美辛、布洛芬、萘普生，為目前較好的長效抗風濕藥，特點是服用量小，用次少，長期用耐受性好，無蓄積作用，副作用小，不良反應比阿司匹林、吲哚美辛為輕，但仍可引起潰瘍病出血，故潰瘍病患者、哺乳期婦女及兒童禁用，同時若長期服用應注意血常規和肝、腎功能。

戊烯松：口服，每次0.1～0.2克，每日2～3次，對前列腺素的生成有較強的抑制作用，為吡唑酮類中較好的鎮痛消炎藥。

萘普生：口服，每次0.25～0.5克，每日2次（早晚各1次），為一種高效低毒性消炎、鎮痛、解熱藥，鎮痛、解熱作用分別為阿司匹林的7倍和22倍。

布洛芬：口服，每次0.2克，每日3次，飯時服用，其消炎、鎮痛、解熱效果與阿司匹林相近，其消炎作用能使關節腫脹、疼痛及晨起關節強直症狀減輕。對血常規和腎功能無影響。消化道潰瘍病及有潰瘍史者慎用。

苯丙氨酯（強筋松）：口服，每次0.2～0.4克，每日3次，為中樞性骨骼肌鬆弛劑，具有鎮靜、抗炎、解熱、鎮痛作用。偶有嗜睡、頭痛、乏力等，不需停藥。

非普拉宗：每日200毫克，分2～3次口服，維持量每日100～200毫克，具有消炎、解熱、鎮痛作用，其化學結構中引入了有抗潰瘍作用的基戊烯基，使之既有消炎鎮痛作用，又減輕了副作用，避免同類藥物對胃黏膜的不良刺激作用，但腎功能不全者慎用，肝功能不全及出血性疾病者禁用。

● 腎上腺皮質激素

此類藥物能抑制變態反應，控制炎症發展，減少炎症滲出，但一般儘量不用。這類藥如潑尼松，每日10～20毫克，分2～3次服；或地塞米松，每日1.5毫克，分2次服。

● 麻醉性鎮痛藥

奈福泮（平痛新）：口服，每次20～60毫克，每日3次；肌內注射或緩慢靜脈注射，每次20～40毫克，每日3

骨科病

次。此藥為非成癮性鎮痛藥，鎮痛強度與可待因相同，有輕度解熱和肌肉鬆弛作用，但無鎮靜作用。長期連續服用，對呼吸、循環系統無抑制作用。

草烏甲素：肌內注射，每次0.3～0.6毫克，每日1～2次，為烏頭生物鹼鎮痛有效成分。

安絡痛：口服，每次1～2粒，每日3次，起效較慢，一般需3～4天，但維持時間長。此藥為野生真菌小皮傘菌，經發酵提取後製成製劑。

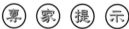 專 家 提 示

治療肩周炎時，一定要遵從醫囑，不可私自用藥。在治療的同時，要做好監測工作，及時和自己的醫生溝通。

你知道嗎？

誰最易得肩周炎

40歲以上的中老年人，有慢性勞損、風濕寒邪侵襲史或外傷史的女性朋友易得肩周炎，而且左肩的發病率要高於右肩。

━━━ ⋅ 不可忽視肩關節的日常護理 ⋅ ━━━

1. 肩周炎患者日常生活注意事項

肩周炎使患者肩部功能受限，因此在日常生活中，應注意以下事項：

(1) 居室環境要溫暖、乾燥，避免潮濕。

(2) 患者要注意勞逸結合，作息規律，不宜過度勞累。

(3) 不能忽視飲食營養，注意觀察肩痛的時間、肩關節活動範圍的大小以及與天氣變化的關係，注意保暖，按溫度增減衣服，防止受風著涼，防止肩部外傷、負荷超重。

(4) 進行肩關節活動時，上體要保持正直，使肩關節得到最大範圍的活動。患者儘量使用手進行力所能及的操作，以促進肩關節功能恢復。

(5) 活動時宜循序漸進，每天有規定的活動次數，活動時動作宜緩慢，不能用力過猛，以免再度損傷，引起劇烈疼痛。

(6) 對心臟病、高血壓患者來說，應注意其心率、血壓的變化，切忌憋氣，以免血壓上升。

要糾正自己的體位姿勢，不妨採取下面的方法。

站立姿勢：使脊背貼近牆壁站立，雙目平視，兩臂自然下垂，雙足併攏或分開。儘量保持後腦、肩胛、臀部、足跟於一條直線。

坐位姿勢：上身正直，兩臂自然下垂，兩腿併攏，髖、膝、踝關節均呈直角。

臥位姿勢：仰臥於硬板床上，雙手置於腦後或頸下，兩腿伸直併攏，肩背部墊一軟枕，使身體後仰，維持30分鐘左右；然後翻轉俯臥，胸腹部壓於枕上，維持15～30分鐘。

行走姿勢：盡可能保持身體正直，挺胸、抬頭、收腹。雙臂自然擺動，行走時全腳掌落地，注意糾正腳尖向內或向外的不正確姿勢。

專 家 提 示

肩周炎患者外出時，應注意保護自己的肩部，避免受涼，尤其應注意的是冬季外出時要防止肩部凍傷，夏季避免空調冷風長時間直吹肩部。

2. 肩周炎患者日常自我護理方法

肩周炎一般不需要住院治療，主要在家進行調養和堅持長期康復鍛鍊，疼痛可逐漸緩解，肩關節活動範圍可恢復正常。

疼痛嚴重者可在醫生指導下服用布洛芬、吲哚美辛等；必要時可用醋酸可的松痛點封閉注射；肩周炎急性期可採用熱敷、拔火罐、理療、按摩、中藥外敷等。

為保證肩關節的功能恢復，在肩周炎慢性期就應該持之以恆地進行功能鍛鍊。

下面介紹幾種行之有效的鍛鍊方式。

● 鐘擺狀運動練習

患者患肢儘量放鬆、下垂，健側手叉腰，患肢做左右擺運動10～20次，再沿順時針、逆時針方向做畫圈運動各10～20次，逐漸增加鐘擺活動的範圍和畫圈的幅度。

● 體操棒運動練習

手持體操棒或短竹竿、短棍棒做以下練習。

持棒平舉：兩手體前握棒，先向左側平舉，左臂伸直，右臂屈肘置胸前。恢復體前握棒後再向右平舉，右臂伸直，左臂屈肘置胸前，重複10～12次。

持棒上舉：雙手體前握棒，先平舉，後向上舉，再平舉，重複10～12次。

持棒置頭後：雙手體前持棒，上舉過頭，再屈肘將棒置於頭後頸部，再上舉，如此反覆8～10次。

持棒後伸：雙手體後持棒，兩臂用力後伸，再放回臀部，重複10～12次。

 （專）（家）（提）（示）

在日常生活中，你可以用下面的方法進行防治：分腿站立，未患病的一側手扶桌子的一端，彎腰約90°；患病一側手握一至兩公斤的重物。依次做肩關節前後擺動、左右擺動，以及順時針、逆時針劃圓擺動，擺動的幅度由小逐漸增大。活動時肩部應儘量放鬆，每組擺動練習可反覆做15～20次，每天做2～3組。

骨 科 病

你知道嗎？

不良姿勢可引發肩周炎

不良姿勢是引發肩周炎的一大誘因，因此，我們在日常生活中應該注意自己的姿勢是不是正確。站立時的姿勢：挺拔胸背，沉降肩臂，下頜內收，後方觀看時，軀幹左右對稱。正確的坐姿：挺拔胸背，下頜內收。椅背7°～10°後傾，膝關節的位置比股關節稍高一些，以舒適自然為宜。

━━━ 注意飲食，「擠走」肩周炎 ━━━

1. 肩周炎患者的飲食原則

肩周炎患者應按下面這些原則進行飲食調理，遠離病痛。

食用新鮮食物　新鮮是食物營養的保證，選購時要購買清潔衛生的蔬果、動物肝臟及魚、肉、蛋等。

不吃生冷食物及發物　忌食生冷食物，少食辛辣食物，盡可能少用油、鹽等調味品，禁忌蟹、狗肉、鵝肉、竹筍等。

主食要豐富多樣　主食的選擇範圍要寬一些，粗糧、雜糧、各種穀類的維生素及纖維素含量要遠遠高於大米、

白麵。

合理烹製　烹製菜餚時，盡可能選用蒸、煮或小火燉的方式，這樣做有利於食物中營養素的保留。

控制食量　飲食必須考慮患者的脾胃、腸道的消化功能，要控制攝入量，以每餐七分飽為宜。

　　肩周炎患者可少量飲低度酒或黃酒，此外，應多吃山楂、絲瓜、油菜、西瓜子、芝麻、羊肉、豬腰、韭菜、核桃、黑芝麻、木瓜、當歸等可調理氣血、舒筋活絡的食物。

2. 肩周炎患者常用的食療方

在藥物治療、運動治療的同時，再注意飲食療法，肩周炎完全可以離你而去。下面介紹幾種肩周炎患者常用的食療方法。

寬根藤瘦肉湯　寬根藤一兩半、宣木瓜三錢、瘦肉二兩，清水適量煮湯，調味食用，適用於肩周炎之風寒濕痹型患者。

蛇肉湯　烏蛇肉、胡椒、生薑、食鹽各適量，燉湯，肉湯同食，每日2次，具有補虛、祛風、散寒之效。適用於肩周炎晚期而體虛、風濕阻絡者。

桑枝雞湯　老桑枝60克，老母雞1隻，鹽少許。將桑枝切成小段，與雞共煮至爛熟湯濃即成，加鹽調味，飲湯

骨科病

吃肉。這款湯具有祛風濕、通經絡、補氣血的功效，適用於肩周炎慢性期而體虛風濕阻絡者。

桑寄生當歸蛋茶　桑寄生50克、全當歸10克、雞蛋1個。雞蛋先煮熟去殼，加入桑寄生、當歸共煮，最後加入紅糖適量飲用。肩周炎之氣血淤滯型或肝腎虧損型患者可常飲此茶。

白芍桃仁粥　白芍20克，桃仁15克，大米60克。白芍先水煎取汁液約500毫升；再將桃仁去皮，搗爛如泥，加水研汁，去渣；用二味汁液同大米煮為稀粥，即可食用。此粥有養血化淤、通絡止痛的功效。適用於肩周炎晚期淤血阻絡者。

川烏粥　生川烏頭約5克，大米50克，薑汁約10滴，蜂蜜適量。將川烏頭搗碎，研為極細粉末。先煮大米，粥快成時加入川烏末，改用小火慢煎，待熟後加入薑汁及蜂蜜，攪勻，稍煮即可。此粥具有祛散寒濕、通利關節、溫經止痛的功效。適用於風濕寒侵襲所致的肩周炎。

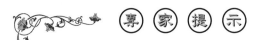

（專）（家）（提）（示）

肩周炎患者可多吃些海蝦，最好隔天一次，一次500克白灼蝦，每天再配合吃固元膏，一天1～2次，一次1大勺；當歸粉每天1～2次，一次小半勺，有助於減輕患者的肩部疼痛。

你知道嗎？

肩周炎患者不要吃肥膩的食物

肩周炎患者忌吃肥膩食品，如肥肉、奶油、油炸食品等。醫學專家發現，肩周炎患者如果每天吃大量的高脂肪類食物，有可能出現關節強直、疼痛腫脹以及功能障礙，關節炎的症狀明顯加重。因此肩周炎患者不宜吃肥肉、奶油和油炸食物。

運動，遠離肩周炎

1. 肩周炎患者宜進行肩部運動

對肩周炎患者而言，運動是最為有效的治療方法。堅持正確而有效的運動可防止和解除神經粘連，舒筋活血，改善局部血液循環，防止肌肉痙攣，增強和改善肌肉的功能。肩周炎患者可經常用下面這幾種運動方式來緩解和治療自己的疾病。

爬牆 面對牆壁，兩足分開與肩同寬，上肢前伸，手指做爬牆動作並由低逐漸增高，使肩臂肌肉有牽拉痛感，重複10次。

後伸壓肩 背對桌面，雙手扶桌，反覆下蹲，重複10次，練習肩關節後伸功能。

站立畫圈 站立，雙臂伸直，避免彎曲，最大限度

骨科病

地、緩慢地由下向上按順時針方向畫圈，重複10次，反覆進行。

拉輪練習　裝一小滑輪，並在滑輪上穿一繩，繩兩端各繫一小木棍，用健側手臂帶動患側手臂，上下拉動，每次3下。

梳頭動作　雙手交替由前額、頭頂、枕後、耳後，向前、縱向繞頭一圈，類似梳頭動作，重複15～20次，每天3～5遍。

屈肘甩手　背部靠牆站立或仰臥於床上，上臂貼身，屈肘，以肘部作為支點進行外旋活動。

旋肩　站立，雙臂自然下垂，肘部伸直，患臂由前向後畫圈，幅度由小到大。

展翅　站立，上肢自然下垂，雙臂伸直，手心向下，緩緩向上用力抬起，到最大幅度後停10秒鐘左右，回復原位，反覆進行。

專 家 提 示

如果肩周炎患者的關節活動障礙僅為一側，那麼，可以用健康一側上肢對患側進行自我按摩。在進行自我按摩以前，一般先進行熱水浴，隨後可以選擇一種較為適合自己的療養體操進行鍛鍊，最後進行肩周炎的自我按摩。

2. 適合肩周炎患者的站立操

防治肩周炎不宜久坐，而應經常站著並做一些有利於肩部保健的動作。那麼，適合肩周炎患者的站立操有哪些呢？

(1) 背部靠牆站立，上臂貼身，屈肘，以肘部作為支點進行外旋活動。

(2) 站立，上肢自然下垂，雙臂伸直，手心向下，緩緩向上用力抬起，到最大限度處停10秒鐘左右後回原處。

(3) 自然站立，在患側上肢內旋並後伸姿勢下，健側手拉住患側手或腕部，逐漸向健側並向上牽拉。

(4) 站立，患肢自然下垂，肘部伸直，患臂由前向後畫圈，幅度由小到大。

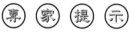

（專）（家）（提）（示）

肩周炎是一種常見多發病，應以預防為主。站立操每天宜做3～5次，每個動作做20～40下，這樣對肩周炎能起到很好的防治效果。

你知道嗎？ - - - - - - - - - - - - - -

適合肩周炎患者的運動

肩周炎患者宜進行「拉毛巾」運動。取一條長毛巾，兩隻手各拽一頭，放在身後，一手在上，一手在下，和搓澡一樣先上下拉動，再橫向拉動，反覆進行，每次15分

骨科病

鐘。剛開始活動可能受到一些限制，所以可循序漸進，動作由小到大並由慢到快，每天早、中、晚各做一次。只要持之以恆，肩周炎的症狀就會得到控制和改善。

肩周炎的心理療法

1. 肩周炎患者要有戰勝疾病的信心

得了肩周炎，並不可怕，可怕的是失去戰勝疾病的信心。那麼，肩周炎患者應該怎樣具備戰勝疾病的信心呢？

對疾病有正確的態度　在生命過程中運動了幾十年的肩關節，哪有不「耗損」的?患了肩周炎，不怨天、不怨地，既來之，則安之。

樹立戰勝疾病的信心　隨著醫學科學技術的飛速發展，現在很多疾病可以治癒了，即使目前還有不可治癒的疾病，但已有很多治療方法。患有慢性肩周炎的老年人，只要有戰勝疾病的信心，透過合理的治療，就可以很快治癒。

勇於和疾病作鬥爭　對於慢性病患者來說，勇於與疾病作鬥爭，有時比醫生的處方還重要。任何疾病，只要採用積極、科學的治療方法，勇於與疾病作鬥爭，往往就能取得良好的療效。如果有病亂投醫，迷信特效藥、貴重藥、滋補藥、進口藥，往往會耽誤疾病的診斷和治療，不

僅影響患者與疾病作鬥爭的情緒，而且還會給患者帶來很多痛苦。儘管肩周炎沒有什麼特效藥物可治療，但患者可依賴體育療法及其他自然療法。因此，肩周炎患者應積極參加各種功能鍛鍊，以便更快治癒。

保持良好的精神狀態　同與其他種種慢性病作鬥爭一樣，肩周炎患者如果沒有良好的精神狀態、健康的心理，往往也是很難治癒的。

家人和親友對於疼痛和生活不便的肩周炎患者應多給予關懷和照顧；多安慰與鼓舞，這無疑會振奮患者的情緒，樹立患者戰勝疾病的信心。一句感人肺腑的話，勝過10劑良藥。心情愉快，心胸寬廣，保持穩定的良好心態，有益於肩周炎很快治癒。

用積極的心理暗示　某些患者聽到其他人肩關節疼痛難以入睡，就會在夜裏特別注意去體會病變部位的感覺，也會覺得疼痛，其實這就是受了心理暗示的影響。因此，只要我們能夠科學地利用這種心理暗示，利用自身的想像力，多做「美夢」，就能「減輕」症狀。

（專）（家）（提）（示）

許多肩周炎患者因為害怕疼痛而拒絕鍛鍊，結果只能使疼痛逐漸加重。要想好得快，就要多動，自己能幹的事情儘量自己幹，只有堅持進行肩關節的功能鍛鍊，才能避免肌肉萎縮，並儘快恢復肩膀的功能。

骨科病

2. 肩周炎患者的自我心理治療

肩周炎患者，特別是凍結肩患者，普遍存在著較大心理負擔，信心不足，不能很好地配合醫生的治療。如果患者心理負擔重，不能積極配合治療，不能主動進行自我恢復功能鍛鍊、做康復操以及理療，就會直接影響肩周炎的治療和康復。

因此，肩周炎患者首先要進行自我心理治療，尤其是肩痛較重、夜間難以入睡者，更應當樹立信心，正確對待疾病，不可急躁、焦慮。情緒煩躁、焦慮會使機體對疼痛更加敏感，從而加重疼痛症狀。

肩周炎患者只要對該病有正確的認識，對該病的治療充滿信心，隨時掌握自我病情的變化，積極進行功能鍛鍊，積極預防，就一定能夠獲得好的療效。

（專）（家）（提）（示）

肩周炎患者本人不要嬌慣自己，總把自己放在患者的位置上，過衣來伸手、飯來張口的日子。如果患者自己一動也不動，這是極為不妥的做法。因為這樣會使肩膀的活動範圍越來越小，肩膀得不到鍛鍊，就會使自己越來越痛苦。

肩周炎的發生與哪些心理因素有關？

抑鬱、冷漠等心理因素與肩周炎的發生有一定關係。相當一部分肩周炎患者有情緒不穩及精神創傷史；或有因長期患病，社會、經濟壓力大而心情鬱悶的情況。他們對痛覺比較敏感，即痛閾較低的人往往容易患肩周炎。

肩周炎的中藥療法

1. 治療肩周炎常用的中成藥

下列幾種中成藥在肩周炎的治療中經常被使用。

六味地黃丸　每次6～9克口服，每日2次，可用溫開水送服，適用於肝腎陰虛型肩周炎。由於肩周炎多為內分泌紊亂、肝腎陰虛所致，故可作為各型肩周炎常規用藥。

金匱腎氣丸　每次1丸（6～9克），每日2次，溫開水送服，適用於腎陽虛型肩周炎，以及腎陽虛型腰痛、喘症、腹痛、消渴等。

小活絡丸　每次1丸（6～9克），每日2次，溫開水送服。此藥具有溫經活絡、祛風除濕、祛淤逐淤的作用。適用於風寒、氣滯血淤、痰濕型肩周炎。

寒濕痹沖劑　每次10～20克，每日2～3次，開水沖服。此藥能溫陽、祛寒、逐濕，適用於寒濕型肩周炎。

骨科病

　　活血止痛散　每次1.5～3克，每日2次，溫開水或黃酒送服，能活血散淤，消腫止痛，適用於氣滯血淤型肩周炎。

　　大活絡丹　口服，每服1丸（3克），每日2次，溫開水或溫黃酒送服，能舒筋活絡、祛風止痛、除濕豁痰，適用於痹證，如周身關節疼痛，或伴腫脹、麻木、肢節屈伸不利以及肩周炎、腦中風、胸痹等。

　　舒筋活絡丸　口服，成人每次服1丸，每日2次，溫開水送服，能驅風祛濕、舒筋活絡，適用於風寒、痰濕型肩周炎、骨節風痛、腰痛等。

　　跌打丸　口服或外用。口服每次1丸，每日2～3次，白酒或白開水送服；外用以適量白酒加熱溶解，外擦或敷於患處。能活血散淤，消腫止痛。適用於血淤型肩周炎、風濕痹痛、跌打閃挫、傷筋動骨。

　　壯骨關節丸　口服，每次6克，每日2次，能補益肝腎，養血活血，舒筋活絡，理氣止痛，適用於腎虛型肩周炎、各種退行性骨關節炎、腰肌勞損等。肝功能不良或特異體質者慎用。

　　雲南白藥　口服，每次0.25～0.5克，每日4次。能化淤止血，活血止痛，解毒消腫，適用於血淤型肩周炎、跌打損傷、淤血腫痛、各種出血證等。

　　昆明山海棠片　口服，每次2～3片，每日3次，能通經活絡、消腫止痛，適用於筋骨疼痛、風濕寒痹、麻木及肩周炎之早期。

　　風濕疼痛片　口服，每次6片，每日2～3次，能祛風散寒，利濕通絡，扶正固本，適用於肩周炎各期。

痹隆清安片　口服，每次5～7片，每日4次，連服3個月為1個療程。能除濕消腫，活血化淤，舒筋活絡，適用於肩周炎各期有熱象者。

專　家　提　示

許多專家認為肩周炎的治療，用止痛藥只能治標，緩解症狀，停藥後多數會復發；而用西醫手術，術後均可引起粘連。所以中醫治療被認為是療效最佳的方法，若患者能堅持功能鍛鍊，癒後相當不錯。

2. 肩周炎患者的自我按摩方法

自我按摩治療肩周炎時，患者取坐位，其手法如下所述。

揉拿肩部及上肢　用健側手指或手掌分別揉拿或揉摩患側肩關節的前側、外側、後側3～5分鐘。揉拿揉摩時力量應深沉、柔和，範圍要廣，揉拿揉摩的方向應從上向下。本法可以放鬆上肢肌肉，活血止痛。

點按　用健康手的單指或雙指分別點按病側肩部酸痛點各10次。

點揉　以拇指或食、中二指指端依次點揉肩髃、極泉、曲池、手三里、內關、外關、魚際、合谷、勞宮、後谿等穴。點穴時應使局部有酸脹和麻木感。點穴具有通經、活絡、止痛、調節臟腑功能的作用。

骨 科 病

彈撥 用健康手的拇指側面彈撥患側肱二頭肌長、短頭腱（左肩前內）各3～5次。

叩擊 健康手握拳或手掌伸開，用第5掌指尺側面叩擊病肩前、外側約1分鐘。

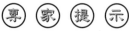 專 家 提 示

在進行自我按摩時，一定要注意力度，不宜太大，也不宜太小，以稍有酸痛感為宜。

你知道嗎？

足部刮痧法可治肩周炎

治療肩周炎也可以用足部刮痧法。在加強肩部功能活動的基礎上，可配合對足部反射區刮痧治療。善於刮痧者可自己進行足部的刮痧。

刮拭六個基本反射區，重點刮拭頭、頸、斜方肌、甲狀旁腺反射區各3分鐘，每日1次。

刮拭肩胛、肩、肘反射區各3分鐘，每日一次。

刮拭風池、大椎、肩、手三里、外關、合谷穴2分鐘，隔日1次。

需要注意的是，肩周炎患者在進行足部刮痧治療的同時，還必須加強肩關節的功能鍛鍊。

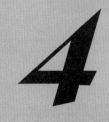

讓人無法靈活動作 的疾病——關節炎

關節炎是中老年人常見的慢性疾病之一。目前中國關節炎患者有1億以上，且人數還在不斷增加。在中國，50歲以上的人中有50％患有關節炎；65歲以上人群中90％的女性和80％的男性患有關節炎。關節炎是一種全身性疾病，其危害巨大，是致殘率較高的疾病之一。為了自己的健康，中老年人應從日常生活、飲食和運動等方面入手，積極防治關節炎，降低關節炎的危害程度。

骨 科 病

 健康測試 **你得了類風濕關節炎了嗎？**

類風濕關節炎是指由炎症、感染、創傷或其他因素引起的關節炎性病變，屬風濕學科疾病。它是中老年人常見的慢性疾病之一，它的主要特徵是關節紅腫、熱、痛和功能障礙。

那麼，怎樣才能得知自己得了類風濕關節炎了呢？

剛開始時有乏力、體重下降、低熱、肌肉酸痛等全身症狀，隨後出現一個或多個關節腫、痛。

近端指間關節、掌指關節、腕關節出現關節疼痛，有時肘、膝、足等部位也會出現關節疼痛及壓痛，疼痛的特點為持續性、對稱性關節疼痛和壓痛。

在關節疼痛的同時，還伴有骨質疏鬆。

清晨起床後發現關節部位有發緊和僵硬感，這種感覺在活動後可明顯改善。

任何關節都可出現腫脹，但以雙手近端指間關節、掌指關節及腕關節受累最為常見。

如果你有上述症狀中的1條，最好能去醫院檢查，以便及時發現病症，及早治療。

━━━━● 全面認識關節炎 ●━━━━

1. 關節炎的分類

關節炎按病因及臨床表現可分為以下幾類。

● 骨性關節炎

又叫退行性關節病、骨關節病。多由骨質增生引起。骨質增生與人體衰老息息相關，多數老人隨著年齡的增長都有可能伴隨骨質增生，因此易得骨關節炎。

● 類風濕關節炎

該病常表現為小關節（手指關節、腕關節等）疼痛，且發病關節呈對稱性。類風濕關節炎患者大多在35～50歲，但老人、幼兒同樣也可發病。其病因與遺傳、感染、環境、免疫有關。類風濕關節炎現今無法徹底根治，只能由藥物治療控制病情，維持關節功能。

● 強直性脊柱炎

其表現多為脊柱、骶髖關節等中軸關節病變。發病原因至今仍未搞清楚，一般多認為是遺傳因素、環境因素相互作用所致。男性多得該病，發病年齡多在40歲以下，嚴重者可導致脊柱和關節畸形而影響日常生活。

● 反應性關節炎

這類關節炎多為因腸道系統、泌尿系統等關節外感染因子觸發的炎症性關節病變。要防治這類關節炎，可由降低感染率、提高自己的免疫力的方法。

● 痛風性關節炎

這類關節炎多是因尿酸鹽結晶、沉積引起。發病多為

骨科病

急性單側關節炎，以腳部大腳趾突然紅腫、疼痛為主要症狀，病程持續一週左右，可緩解，但易復發。

 專 家 提 示

在我國，人們最易患骨性關節炎和類風濕關節炎兩種。這兩類關節炎的知識應多瞭解、掌握一些。

你知道嗎？

骨性關節炎與類風濕關節炎有區別

儘管骨性關節炎與類風濕關節炎都是全身性疾病，大小關節均可受累，但二者還是有所不同，應該加以區別：

類風濕關節炎多累及近端指間關節，而骨性關節炎主要累及遠端指關節。

類風濕關節炎呈持續性、對稱性和進行性，不經治療很少可自行緩解，而骨性關節炎短暫休息後可減輕或自行緩解。

類風濕關節炎有類風濕結節，骨性關節炎則沒有結節。

類風濕關節炎患者晨僵為1小時以上，骨性關節炎患者不足半小時。

2. 瞭解骨性關節炎

骨性關節炎，又被稱為骨質增生、肥大性關節炎、退行性關節炎、增生性骨關節炎、變形性關節炎、老年性關節炎、軟骨軟化關節病或骨關節痛等，是一種慢性關節疾病。

骨性關節炎是最常見的關節炎，占關節炎總發病率的40％左右。骨關節炎可從20歲開始發病，但大多數無症狀，一般不易發現。其患病率隨著年齡增長而增加，多發生於50歲以後，女性略多於男性。

骨性關節炎以手的遠端及近端指間關節、膝關節、肘關節、肩關節和脊柱關節容易受累，而腕、踝關節則較少發病。骨性關節炎的病變基礎是關節軟骨及關節周圍組織磨損，關節結構功能破壞。

臨床以關節疼痛、腫脹、僵硬、畸形和功能障礙為主要症狀。在臨床上，骨性關節炎可根據致病因素分為原發性和繼發性兩類。

原發性骨性關節炎是指用目前的檢查方法查不出病因的骨性關節炎，病因可能與遺傳因素、環境因素、衰老過程、正常磨損、慢性損傷、飲食、肥胖等因素有關，尤其多因年老而普遍存在的退行性病變而導致骨性關節炎。隨著年齡的增長，幾乎所有的結締組織都會發生退行性變化，軟骨的變化最為明顯，因此原發性骨關節炎為老年人所常見。通常所指的骨性關節炎都屬於這一類。

繼發性骨性關節炎多有明確病因，是指在其他各種病因或疾病的基礎上誘發的病變，如繼發於先天或後天畸

形、關節損傷、過度負重和疾病等造成軟骨損傷與退變，從而導致日後的骨性關節炎，任何年齡段的人都可發生繼發性骨性關節炎。

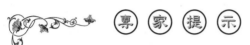

專　家　提　示

骨性關節炎的誘發因素主要有吸菸、飲酒、運動損傷以及自身免疫性因素、藥物因素、細菌病毒感染、積累勞損、體弱、有關疾病等。

3. 認識類風濕關節炎

類風濕關節炎又稱類風濕，主要發生於活動關節，常有各種關節外表現，是一種全身性疾病。本病好發於女性，男女比例為1：4，好發年齡為20～40歲。

類風濕關節炎的病因尚未明瞭，以慢性、對稱性、多滑膜關節炎和關節外病變為主要臨床表現，屬於自身免疫性疾病。該病好發於手、腕、足等小關節，反覆發作，呈對稱分佈。早期有關節紅腫熱痛和功能障礙，晚期關節可出現不同程度的僵硬畸形，並伴有骨和骨骼肌的萎縮，極易致殘。

從病理改變的角度來看，類風濕關節炎是一種主要累及關節滑膜（以後可波及關節軟骨、骨組織、關節韌帶和肌腱），其次為漿膜、心、肺及眼等結締組織的廣泛性炎症性疾病。

類風濕關節炎的全身性表現除關節病變外，還有發

熱、疲乏無力、心包炎、皮下結節、胸膜炎、動脈炎、周圍神經病變等。廣義的類風濕關節炎除關節部位的炎症病變外，還包括全身的廣泛性病變。

診斷類風濕關節炎時可按下面的標準進行：

(1) 晨僵持續1小時（每天）以上，病程至少6週。

(2) 有3個或3個以上的關節腫，至少6週。

(3) 腕、掌指、近指關節腫，至少6週。

(4) 對稱性關節腫，至少6週。

(5) 有皮下結節。

(6) 手X光片改變（至少有骨質疏鬆和關節間隙狹窄）。

(7) 類風濕因子陽性（滴度＞1：20）。

如果7項中具有4項，則可診斷為類風濕關節炎。

　　類風濕關節炎的發病因素可能與免疫因素、遺傳因素、感染因素、風寒濕邪因素、內分泌失調因素、酶和某些物質代謝異常因素等有關。總之，類風濕關節炎並非單一致病因素所引起。

你知道嗎？

你知道類風濕關節炎的由來嗎？

　　類風濕關節炎這一病名是1858年由英國醫生加羅德首先使用的。1896年佘費爾和雷蒙將該病定為獨立的疾

病，同年斯蒂爾對兒童型的類風濕關節炎作了詳細的描述。1931年，塞西爾等人發現類風濕患者血清與鏈球菌的凝集率很高；1940年，瓦勒發現類風濕因子。1945年卡維爾蒂、1961年斯勒芬分別提出類風濕發病機制的自身變態反應理論，並得到確認。1941年美國正式使用「類風濕關節炎」的病名。目前，除中、英、美三國使用「類風濕關節炎」病名外，法國、比利時、荷蘭稱之為慢性進展性多關節炎；德國、捷克和羅馬尼亞等稱之為原發性慢性多關節炎；前蘇聯稱之為傳染性非特異性多關節炎；日本則稱之為慢性關節風濕症。

做好預防，遠離關節炎

1. 10招預防骨性關節炎

在中國1億多關節炎患者中，骨性關節炎患者占了大多數，因此，科學合理地預防骨性關節炎很有必要。下面這些方法對預防關節炎很有幫助。

(1) 從小開始預防

在上文中我們已經介紹過骨性關節炎的病因與年齡因素有關，因此要預防骨性關節炎，就應從小開始。要知道幾乎所有40歲以上的人，凡是承受重量的關節都會發生變化，儘管大多數症狀只是到年齡大後才顯現出來，所以不能忽視骨性關節炎的預防。

(2) 控制體重

肥胖不僅能誘發其他全身性疾病，同時還能使身體關節受累，加速關節間軟組織的磨損，從而引發骨性關節炎。因此，控制體重很有必要。

(3) 控制好其他疾病

中老年人患病的概率非常高，如果患有糖尿病、高血壓等疾病，一定要進行很好的控制，防止引發併發症。

(4) 適當休息

中老年人不可使受累關節負擔過重，應少走路，不要長久站立。

(5) 盡可能避免受傷和勞損

中老年人應儘量避免關節的外傷和反覆的應力刺激，這樣才能降低關節軟骨受損害的危險性。

(6) 科學運動

有規律的運動能加強肌肉、肌腱和韌帶的支持作用，從而保護關節，同時也能刺激軟骨的生長。

(7) 均衡攝入營養

科學研究表明，維生素C、維生素E和β胡蘿蔔素對人體骨骼有保護作用，而鈣和維生素D則可強化骨骼。因此，在日常生活中，應多食用新鮮蔬菜、水果，盡可能生吃或是稍加處理，以保證維生素及微量元素等營養成分不被破壞。

(8) 養成良好的生活習慣

應戒除菸、酒等不良嗜好，培養良好的生活習慣。

(9) 糾正不當的姿勢

應及時矯正各種關節畸形；若關節內骨折，應儘早準

確復位。

(10) 瞭解自己的身體

要關注自己的身體，當感到關節酸痛、麻木時，要及時就醫，治療越早，保持關節活動能力的機會就越多。

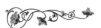

如果已經患了骨性關節炎，可採取下列措施減緩病情：秋、冬季節注意保暖，可在關鍵部位包上護膝或棉布，不讓患處接觸涼風；少爬較陡的樓梯，少走上下坡路；平時避免機械性損傷。

2. 預防類風濕關節炎的措施

類風濕關節炎目前並無根治方法，只能以控制病況為主，因此，在日常生活中要特別注意預防保健。我們可以採取下面這些措施來預防類風濕關節炎。

● 防止風寒濕邪侵襲

在日常生活中要防止受寒、淋雨和受潮；不穿濕衣、濕鞋、濕襪等，關節處注意保暖；不要貪涼受露，暴飲冷飲；不要臥居濕地等。進行勞動或運動後，身熱汗未乾時不能入水洗浴；墊褥、被蓋應勤洗勤曬，以保持清潔和乾燥；內衣汗濕後應及時更換洗淨。

● 增強自己的體質

身體強壯的人，抗病能力就強，很少患病，抗禦風寒濕邪侵襲的能力要比身體弱的人強得多。為了少患病，一

定要增強自己的體質。要做到這一點，就應經常參加運動，如練氣功、打太極拳、做保健體操、做廣播體操等。這些運動均能增強機體抗風寒濕邪的能力。

● 防止感染

扁桃體炎、鼻竇炎、急性扁桃體炎、齲齒等感染性疾病有時可能會引發類風濕關節炎。

專家認為這是人體對這些感染的病原體發生了免疫反應而造成的。因此，預防和控制體內感染病灶對預防類風濕關節炎十分重要。

● 注意勞逸結合

中醫認為過度疲勞會使人體正氣易損，風寒濕邪可乘虛而入，因此，一定要注意休息。

● 擁有健康的心理

類風濕關節炎多由心理狀態異常,如精神受到刺激、心情壓抑、過度悲傷而誘發,且許多類風濕患者也常因情緒波動使病情加重。因此，擁有健康的心理、保持心情舒暢，對預防類風濕關節炎意義重大。

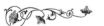

　　研究表明，愛吃紅肉的老人易得類風濕關節炎，紅肉主要指在烹飪前呈現出紅色的肉，具體來說，豬肉、牛肉、羊肉、鹿肉、兔肉等所有哺乳動物的肉都是紅肉。預防類風濕關節炎，應少吃些紅肉。

骨 科 病

你知道嗎？ - - - - - - - - - - - - - - -

類風濕關節炎會不會遺傳呢？

有專家認為類風濕關節炎與遺傳因素關係密切。同時調查也表明類風濕關節炎患者家族中類風濕發病率比健康人群家族中高2~10倍，近親中母系比父系患類風濕的多；同卵雙生子的共同患病率為30％~50％，異卵孿生子發病的一致性僅為5％。

掌握關節炎的治療知識

1. 骨性關節炎的治療原則

在治療骨性關節炎時，應遵循下面的原則：

無症狀的骨性關節炎患者不需要治療。

症狀輕微者，宜適當休息，避免過勞、受寒，不需要藥物治療。

症狀明顯者，可採用物理療法（如紅外線、超短波、離子導入和蒸汽浴等）進行治療，也可用按摩或針灸治療。

較嚴重患者，可選用非激素類抗炎藥物治療，如雙氯芬酸（扶他林），每次25毫克，每天3次（頭兩天每次可服50毫克）；或布洛芬（芬必得）600毫克，每天2次；或吡羅昔康（炎痛喜康）20毫克，每天1次。

個別頑固關節疼痛患者，可採用局部封閉治療。

嚴重神經或血管受壓者，如果理療、按摩、牽引和藥物治療效果不佳時，應考慮手術治療。

體重過重者，應進行減輕體重治療。

專　家　提　示

由於骨性關節炎是一種退變性疾病，至今仍未有任何可治癒的方法。現在臨床上採用的各種治療方法的最終目的不是治癒骨性關節炎，而是消除或減輕其疼痛等症狀，改善關節功能，提高生活品質，同時儘量減少治療所帶來的副作用。

2. 骨性關節炎的西藥治療

骨性關節炎使用藥物治療主要是對症治療，緩解疼痛。那麼，適合骨性關節炎患者的西藥有哪些呢？

● 非激素類抗炎藥物

當關節疼痛明顯或疼痛呈持續性並伴有關節腫脹時，可服用鎮痛、抗炎類藥物治療。

一般臨床常用的藥物是阿司匹林、消炎痛、扶他林、芬必得、優布芬等。老年患者或有高血壓、心臟病、消化道潰瘍病史的患者服用西藥時應慎重，必須嚴格遵照醫囑，慎重選擇藥物。

阿司匹林：片劑，每片0.3克，每次2～3片，每日3次，飯後服用。阿司匹林腸溶片，每片50～300毫克，每次2～3片，每日3次，口服。它對胃腸道刺激小，可以抗

骨科病

炎、止痛、退熱。

消炎痛：片劑，每粒25毫克，口服，應在飯後立即服用或進餐中間服用，每日3次；消炎痛栓劑，每日1～2次，放入肛門內保留，午睡或夜晚臨睡前使用。

扶他林：片劑，每片25毫克，每次1～2片，每日3次。

荼普生：片劑，每片0.1克或0.25克，每次服用0.3克或0.375克，每日2次。

芬必得：是布洛芬的緩釋劑，作用持續而穩定，膠囊每粒300毫克，每次1～2粒，每日1～2次。

優布芬：每粒50毫克，每次1粒，每日3次。

炎痛喜康片：每片20毫克，每次1片，每日早餐後服用1次。

需要指出的是，並不是所有骨性患者都可服用藥物。那些活動性消化道潰瘍或出血、哮喘、震顫麻痺、視網膜炎、血細胞減少及再生障礙性貧血患者有出血傾向時禁用；肝腎功能不全、水腫、高血壓、心臟病、過敏體質者，嬰幼兒及妊娠、哺乳期婦女慎用。

● 激 素

如果患者的關節疼痛嚴重或腫脹，積液明顯，口服鎮痛、抗炎藥物無效時，主治醫生會酌情考慮向關節局部注射藥物。

一般為去炎松、美達松類糖皮質激素或透明酯酸酶。這種方法作用直接，可在短時間內吸收炎症，緩解疼痛。但如果過多使用激素，會加快骨鈣流失，因此臨床注射激素一般不會超過3次，臨床治療也盡可能不採用激素。

專 家 提 示

在進行藥物治療時，應注意以下問題：藥物應從小劑量開始服用，無效時，可逐漸加大劑量，直到極量。可交替使用化學結構及成分不同的抗炎藥，以免機體產生耐藥性，降低療效；但不能同時聯合使用兩種抗炎藥。當關節疼痛和腫脹消失後，即可停止用藥。

你知道嗎？

哪類關節炎患者適合手術治療

如果藥物無法控制患者的病情時，可考慮手術治療。那麼，哪類患者應該進行手術治療呢？有膝內、外翻畸形而伴明顯症狀，年齡不太大的患者，可施行截骨術，以矯正畸形，改變負重，減輕並防止骨性關節炎的發展；少數有關節軟骨嚴重破壞症狀及功能障礙較重的老年人，可施行人工膝關節置換術。

3. 類風濕關節炎的藥物治療

當前治療類風濕關節炎應以藥物治療為主，所用藥物多為改善症狀的抗風濕藥。改善症狀的抗風濕藥包括非激素類抗炎藥、慢作用抗風濕藥及糖皮質激素，下面分別介紹幾種治療類風濕關節炎的常用藥物。

骨科病

● 非激素類抗炎藥

同骨性關節炎一樣，非激素類抗炎藥是治療類風濕關節炎不可缺少的藥物。這類藥物品種眾多，使用方法各異，以口服藥為主，服藥後會出現胃腸道反應，如噁心、胃痛，嚴重者會出現胃黏膜潰瘍、出血、穿孔等情況；長期應用會造成腎臟損害等特點。

阿司匹林：0.6～1.0克，每日4次，口服，每日可用4～6克。

萘普生：0.25克，每日3次。

炎痛喜康：20毫克，每日1次，待症狀控制後逐漸減量到最小有效量，長期服用。

在使用非激素類抗炎藥物治療類風濕關節炎時，要掌握以下幾條原則：由於患者的個體差異很大，同一種藥物對不同的患者在療效、藥物用量、不良反應輕重程度等方面可能有很大的差別，因此用藥時要在藥物的安全劑量範圍內嘗試、選擇，根據個人情況確定用藥方案。

本類藥物不主張聯合應用，是為了防止藥物間相互作用，以免影響藥效發揮。但對於有明顯晨僵的病例，夜間可加用一種作用時間較長的藥物，如消炎痛栓或炎痛喜康，夜間藥效的持續發揮，可以明顯改善次日的晨僵症狀。

本類藥物一般在服用後數日即可見效，由於觀察每種藥物的療效一般需要3週的時間，因此在治療量連用3週後無效，可以考慮換藥。患者可以放心的是，一種藥物無效並非意味著機體對其他藥物也不敏感。

一般來說，患者若對某一種藥物特別敏感，則該藥對

該患者的治療作用非常顯著。

● 慢作用抗風濕藥

此類藥物又稱改善病情藥，起效時間比較慢，但被認為具有控制疾病進展的作用，一般與非激素類抗炎藥聯合應用。此類常用藥物及其劑量如下所述。

甲氨蝶呤：每週的藥物劑量為7.5～20毫克，在1日之內口服，也可靜脈注射或肌內注射，4～6週起效，療程半年以上。不良反應有肝損害、胃腸道反應、骨髓抑制等，停藥後多能恢復。

柳氮磺吡啶：每日2克，分2次服用，從小劑量開始。不良反應少，對磺胺類藥物過敏者禁用。

金制劑：分為口服和注射2種制劑。口服片劑為金諾芬，適宜早期或輕型患者，每日6毫克，分2次服用。常用注射劑為硫代蘋果酸金鈉，先用小劑量，後逐漸加大至每次50毫克。

青黴胺：開始劑量為125毫克，每日2～3次。沒有出現不良反應者則每隔3週將藥物劑量加倍，直至每日500～750毫克。症狀改善後可以減量維持。不良反應較多。

雷公藤總甙：本藥有不同劑型，用法及用量各不相同。其不良反應除肝損害、胃腸道反應以外，還包括男性、女性生殖能力下降，皮膚色素沉著，指甲薄軟。

硫唑嘌呤：每日口服劑量為100毫克，病情穩定後可改為50毫克維持。服藥期間需監測血細胞和肝腎功能。

環磷醯胺：本藥毒副作用較多，用於難治性、持續活動性、全身症狀嚴重的患者。一般住院期間在醫護人員監護下使用。

骨科病

環孢素：近年來開始在臨床應用，每日劑量為每千克體重3～5毫克，1次口服。其突出不良反應為血肌酐和血壓上升，服藥期間應嚴密監測。

● 糖皮質激素

急性期使用療效好，但不持久，在其他藥物皆無效或病情較重時，可應用地塞米松1.5毫克，每日3次，口服，症狀改善後可改為維持量；或用強的松，每日1次，每次5～10毫克。

全身症狀改善後，個別大關節受損時可用醋酸強的松龍關節腔內注射，每次20～50毫克，4～6週1次。

類風濕關節炎的早期治療效果明顯。藥物治療需要的時間比較長，一般在2個月以上才能見效。服藥一段時間後要檢查血、尿及肝腎功能，一旦發現異常，應立即停藥，或交替使用不同化學成分的藥物。

● 其他藥物

如果患者經以上三類藥物治療效果不佳，最後可使用免疫抑制劑，如環磷醯胺、硫唑嘌呤、環孢菌素A，或嘗試其他正處於試驗階段的藥物。

● 聯合用藥

聯合用藥的目的是產生最佳的療效，最大限度地減少藥物的不良反應，治療早期類風濕關節炎，控制中晚期病程的進展。

目前，國外對類風濕關節炎的治療比較普遍地採用聯合用藥，常用的是以一種非激素類抗炎藥為主，同時加用甲氨碟呤及金制劑（或青黴胺）。具體方法是甲氨蝶呤治療4～6週，產生療效後，連續用藥至3～6個月停用。如果

此時症狀已得到控制，非激素類抗炎藥也可停用，以金制劑維持治療2年以上。

目前，國內正致力於中西醫結合治療類濕性關節炎。中藥和西藥的合用可以迅速控制症狀，減少不良反應，避免對某種藥物產生生理上的依賴。

常用的有雷公藤制劑加用芬必得，並在服用的同時於早餐後小劑量服用激素維持。經過國內外大量臨床實踐證明，聯合治療方案是目前治療類風濕關節炎比較有效的手段。但它在病情的監控、藥效的觀察、藥量的調整及堅持服藥等方面都有比較高的要求，患者必須嚴格遵照醫囑服藥，切勿擅自停藥、改藥或誤服、漏服。

專 家 提 示

在使用非激素類抗炎藥時，應該首用扶他林、芬必得等不良反應比較小的藥物，如無效，再嘗試消炎痛、保泰松等藥物。

你知道嗎？

慎用激素治療類風濕關節炎

雖然使用激素治療類風濕關節炎見效快，療效顯著，可以迅速解除患者的痛苦，但它不能從根本上遏制病變進展。長期大量應用，帶來的不良反應的嚴重程度甚至超過疾病造成的機體損害。因此，激素只能作為治療類風濕關節炎的三類藥物。當病情嚴重，出現全身症狀，關節炎明

骨科病

顯，非激素類抗炎藥不能控制或慢作用抗風濕熱尚未起效時，才在慎重考慮後使用。服藥期間要堅持每日服用，隔日服用療效差。

激素在類風濕關節炎的治療中較常用關節腔內注射法，其適應證包括：病變關節僅限於一個或少數幾個；全身症狀輕微，少數關節有活動性炎症；全身性藥物治療的補充和附加，用以控制某些關節的頑固性炎症；協助關節康復和預防關節畸形。

── 重視生活細節，調理關節炎 ──

1. 骨性關節炎患者日常生活調理方法

在日常生活中，骨性關節炎患者應注意下面這幾個問題。

不睡軟床 骨質退行性病變，一般是全身負重關節都可發生，只是各個部位在程度上有些差別而已，而腰椎是最易且最先發生病變的部位，所以患者不宜睡軟床，而應以木板床為好。

長期睡彈簧床可使局部的肌肉和韌帶疲勞，易加重腰痛的症狀，對病變起推波助瀾的作用。那些粗製濫造、彈簧凹凸不平的軟床，危害更大。

枕頭高低合適 退行性骨關節病好發於頸椎，所以要注意調整好枕頭的高度，不能過高也不要太低，以保持坐位平視時頸椎的自然前傾狀態為宜，一般不應高於10公

分。同時，不宜睡硬枕，宜軟硬適中，頸部與枕頭之間不留空隙，以舒適為準。

勞逸結合　不可久坐、久行、久立，經常變換體位。辦公室人員要注意工間活動，以利氣血的舒暢；低頭工作不要連續超過45分鐘，以防頸肩部肌肉韌帶的疲勞；久站工作者1小時左右應適當休息，最好有10～20分鐘的平臥放鬆，對於減輕症狀、防止病情發展有一定的幫助。

工作期間適當休息　負重工作者每次工作間歇應靜休，放鬆肌肉，使各關節的支撐肌肉和韌帶有一個休息、恢復的機會。此外，還應避免劇烈持久的鍛鍊項目。

按摩講究方法　治療要遵從專科醫生的指導，有些類型的頸椎病，過多的頸部活動反使症狀加重。按摩必須選擇受過正規訓練的按摩醫生，千萬不要進行不適當的按摩，否則可造成嚴重後果。

科學運動　退行性關節病患者適當進行鍛鍊，有延緩關節退變的功效。針對性的鍛鍊，應根據不同的部位，最好能在醫生的指導下進行。

成年人關節軟骨內一般無淋巴、神經、血管，營養物質靠滑膜內血管叢彌散、滲透到關節液，再由軟骨基質到達軟骨細胞。在關節與軟骨之間相互產生壓縮時基質內液體溢出，放鬆時液體進入基質，反覆進行軟骨細胞的營養交換。這是關節需要經常活動的原因，否則其新陳代謝便會受影響。所以，適當地鍛鍊、活動筋骨關節，對增強關節的營養、延緩退化是有利的。

注意天氣變化　特別是在寒濕天氣中應做好身體的保暖，避免受涼；夏季不宜在冷氣出口處待得過久，受涼氣

的直接吹拂，用空調也不宜使室內溫度過低；雨天少出門，避免淋雨，否則可加重病情。

專　家　提　示

膝骨性關節炎患者可用彈力護膝套以加固關節的穩定性，應避免穿高跟鞋，避免跑步和球類等劇烈體育運動。睡眠時不要在膝下墊枕頭，以免引起關節變形。

2. 類風濕關節炎患者日常生活注意事項

類風濕關節炎起病慢、病程長。患者只有堅持長期的綜合調理，才能緩解症狀，改善功能，阻止病情的進一步發展。因此，在日常生活中，類風濕關節炎患者應該注意以下事項。

堅持進行按摩　按摩對類風濕關節炎患者的康復很有幫助，它有調節神經系統功能，促進患肢康復；改善血液循環，增加局部供血；疏通經絡，防治肌肉、韌帶萎縮變性；預防骨質疏鬆和關節畸形的作用。

按摩可採用推、按、捏、滾等手法，每次按摩15～20分鐘，每日按摩至少3次。按摩後還應反覆搖動關節，幫助患者進行關節的伸屈活動。如病情不是太重，患者應多做自我按摩。按摩的手法宜輕柔、勻稱，以達到最理想的效果。

堅持康復鍛鍊　類風濕關節炎患者康復鍛鍊的方式和

強度要依病情而定。輕症患者要多做戶外活動，每天堅持早、晚鍛鍊，堅持打太極拳或做健身操；重症患者的鍛鍊要量力而行，行動方便者也要儘量做戶外活動。鍛鍊時應做全身活動，除了患病關節外，全身各活動關節都應進行一定強度的鍛鍊。

調理生活方式　由於患者多個關節受損，所以應特別注意調理自身的生活方式：儘量保持患病關節的正常位置，防止關節變形；睡覺應選用硬板床，以仰臥、側臥為宜；戒除不良嗜好，不吸菸，不飲酒。

在日常生活中，類風濕關節炎患者服用慢作用藥物時需堅持長期服用，不可擅自停藥。要改變桌椅、坐墊、靠背、馬桶、汽車門和床的高度；浴室內要做好安全措施，如加設扶手、浴盆坐椅；用具把手加粗等。

你知道嗎？

關節炎患者如何選擇衣服和鞋子

關節炎患者選擇的衣服應以舒適、輕巧、容易穿脫為標準。冬天的衣服當然要暖和，但不宜太重。鞋的大小要合適。應選擇輕便、柔軟的硬底軟幫鞋，鞋帶宜用鬆緊帶代替；沉重的皮靴則不太好。

關節炎的飲食療法

1. 骨性關節炎患者的飲食原則

飲食對維持骨性關節炎患者的正常代謝，增強免疫與抗病能力，輔助治療，促進患者康復有一定的意義。骨性關節炎患者的飲食原則應該是怎樣的呢？

● 葷素適當，防止肥胖

本病多見於肥胖者，所以患者的飲食應葷素搭配，避免肥甘厚味，保持一定數量的蔬菜、水果，維持攝取充足的維生素。這對於防止大便秘結、避免因便秘而加重症狀有重要的意義，同時也有利於減輕體重。

● 避免生冷寒涼食物

本病臨床症狀多以疼痛為主，過食生冷寒涼食物，對痛症都是不利的。中醫認為，寒則血凝滯而不暢，不通則痛。所以，生冷瓜果要少吃，特別是檸檬、柑橘之類的酸物，更不要多吃。霜淇淋和冰凍飲料也應儘量避免食用。

● 糖不能多吃

糖類特別是白糖，幾乎不含維生素，其代謝中還需消耗不少維生素B_1。而退行性關節炎，多伴有各類神經壓迫產生的神經痛，常見於頸椎和腰椎骨質增生，可產生臂叢神經及坐骨神經的疼痛，致使維生素B_1更加缺乏。因此，最好少吃糖。

● 酒和含酒精飲料禁飲

喝酒可引起B群維生素的缺乏，成為神經炎的誘因，嗜酒成性者容易患肢體疼痛症，民間稱神經炎為酒濕所

致。所以，如前面在骨質疏鬆症中談到的道理一樣，因其有加重骨質脫鈣的作用，故應戒酒為好。

● **辛辣刺激性食物禁吃**

如胡椒、咖喱粉、辣椒、煎烤等食物，也可使疼痛加劇，應儘量少吃。

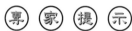

骨性關節炎患者在日常生活中可選用一些補腎健脾、活血化淤的保健品，如枸杞子、首烏、熟地黃、黃精、茯苓、山藥、蓮子、大棗、丹參、桃仁、紅花等。

2. 骨性關節炎患者的食療方

● **食療方一：虎杖根酒飲**

【材料】虎杖根250克，白酒750毫升，砂糖適量。

【做法】將虎杖根洗淨，切片，放到白酒中浸泡，密封，半個月後即可飲用。可加少量砂糖使酒著色。

【用法】每次飲15毫升，每日2次。

● **食療方二：絲竹薏苡仁粥**

【做法】將絲瓜洗淨，切片，與淡竹葉加適量清水共煎，取汁備用。再將薏苡仁加水煮粥，待粥成時趁熱加入絲瓜、淡竹葉汁。

【用法】隨意食用，每日1次。

● **食療方三：桃仁、薏苡仁粥**

【材料】桃仁5克，薏苡仁30克，粳米100克。

骨科病

【做法】桃仁洗淨，搗爛如泥，加水研汁，去渣，與薏苡仁、粳米同煮為粥。

【用法】隨意食用，每日1次。

● 食療方四：四藥粥

【材料】人參3克，黃芪20克，當歸10克，五加皮15克，粳米200克，冰糖200克。

【做法】將人參、黃芪、當歸、五加皮洗淨，加適量清水，放入沙鍋內煎煮，取湯與粳米同煮粥，待粥將成時，加入冰糖，再煮沸一兩次即可。

【用法】每日1次，分餐食用。

（專）（家）（提）（示）

骨性關節炎患者要少吃或不吃豆類（包括豆製品）、馬鈴薯、番茄等含嘌呤較多的食物，應多吃南瓜、菠菜、捲心菜等含鈣多的食物。

你知道嗎？ - - - - - - - - - - - - -

關節炎的飲食療法

飲食治療是關節炎綜合治療的一部分，包括補充治療、取消治療兩種方式。補充治療是指補充患者體內缺乏或對緩解症狀有益的食物，主要有魚油和夜櫻草油。

此外，紐西蘭綠唇淡菜、硒、維生素、藻類、蜂王漿、人參等也均被關節炎患者廣泛採用。取消治療是指去掉飲食中患者不能耐受的食物，如穀類和乳製品等。

「禁食」是以往取消治療中常用的方法，也是對緩解症狀最有效的方法，但現在已不主張使用。

3. 類風濕關節炎患者的飲食原則

類風濕關節炎不是營養缺乏病，對飲食一般沒有特殊要求，但該病是慢性病，病程長，患者往往出現營養不良及其他表現，因此類風濕關節炎患者的飲食原則應為：

保持良好的營養狀態。

必要時限制鹽的攝入。

如果出現高脂蛋白血症（通常是Ⅳ型），應相應地調整飲食。

如果出現營養不良，可採用高蛋白、高熱能飲食，根據病情及用藥情況（如服用糖皮質激素或非甾體抗炎藥），應適當限制脂肪類食物和鹽的攝入，並注意補充維生素C和葉酸；骨質疏鬆症患者應確保飲食中含有充足的鈣。

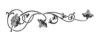

類風濕關節炎患者要保持食量平衡。切忌暴飲暴食或忍受饑餓。飲食時間應規律，以兩餐間隔4～5小時為宜。

4. 類風濕關節炎患者的食療方

● **食療方一：**

【材料】薏苡仁、薄荷、荊芥、蔥白各15克，豆豉50

骨科病

克。

　　【做法】將薄荷、荊芥、蔥白、豆豉洗淨後放入淨鍋內，加清水約1500毫升，燒開後用小火煎約10分鐘，濾取原汁盛於碗內，倒去藥渣。薏苡仁洗淨後倒入鍋內，注入藥汁，加適量水，置火上煮至薏苡仁開裂、熟爛即可。

　　【用法】略加食鹽調味，空腹食用。

● 食療方二：

　　【材料】生川烏頭5克，粳米50克，薑汁10滴，蜂蜜適量。

　　【做法】將烏頭搗碎，研為極細粉末；先煮粳米，粥快熟時加入烏頭末，改用小火，煮至粥熟後加入薑汁、蜂蜜攪勻，再稍煮片刻。

　　【用法】即食，每日1劑。不可與半夏、栝樓、貝母、白薇等中藥同時服食。

● 食療方三：

　　【材料】防風15克，蔥白2根，粳米100克。

　　【做法】將防風、蔥白煎汁，去渣。另用粳米煮粥，粥將熟時加入藥汁，煮成稀粥。

　　【用法】即食，每日1劑。

● 食療方四：

　　【材料】飛廉500克，生地黃240克，何首烏90克，黃酒1500毫升。

　　【做法】將三味中藥切碎，用黃酒浸泡7天。

　　【用法】每晚飲1小杯。

● 食療方五：

　　【材料】桂枝、桑枝、槐枝、柏枝、石榴枝各250

克，防風、羌活各100克，米酒5000毫升。

【做法】將上述藥切碎，用米酒浸泡1個月。

【用法】每次飲50毫升，每日2次。

　　類風濕關節炎患者宜吃易消化的食物，少吃辛辣、生冷、油膩、堅硬的食物。

你知道嗎？ ●--------------------●

　　穀類（小麥、穀物、燕麥、黑麥）、牛奶及乳製品、茶、咖啡、紅色肉類、柑橘類水果等食物，類風濕關節炎患者食用後可能會產生不良的反應，包括過敏、腸道通透性增加和腸道菌群失調等，使疾病症狀加重。

●--------------------

▬▬▬▬▬▶ 關節炎的運動療法 ◀▬▬▬▬▬

1. 骨性關節炎患者進行關節活動訓練的方法

　　骨性關節炎患者在進行關節活動時，可按下面的方法進行。

● 手指伸展運動

　　用一根長一點的橡皮筋圍套在5個手指上，然後用力慢慢張開手指。每次1～2分鐘，每天2次。

● 背部伸展運動

　　身體挺直坐在椅子上，兩腳分開放在地上，兩手手指

放在同側肩上，雙臂向外伸開，身體輕輕向前彎，向一側轉體，用手臂肘部碰右腿的膝蓋，再慢慢恢復開始時的姿勢，然後重複做另一側。每次1～2分鐘，每天2次。

● 上肢運動

「划船」：坐在地上，上身挺直，雙膝伸直，放鬆，把一根有彈性的帶子套在雙腳足弓處，雙手抓住帶子的兩端，模擬划雙槳小船的動作，利用兩臂及肘部的力量拉動帶子至腋窩附近，但不要抬高肩膀或背部過分往後，恢復原位。重複做划船動作。每次1～2分鐘。每天2次。

也可平臥於硬板床上，在床頭安裝兩條較寬的彈力帶，用上肢力量，沿身體兩側向下或交叉向體側方向拉長彈力帶。

推牆：面對牆壁站立，保持身體挺直，用手扶牆，肘部屈伸做「推牆」式動作。

握膠皮球：手握膠皮球或使用具有預防手指關節攣縮、加強手部力量作用的掌心錘，有意識地運用整個上肢的力量做握緊與放鬆交替的動作。

捏橡皮泥：患者由捏製泥塑，可全面地鍛鍊十根手指的力量。此項訓練不僅可以有效地避免手指的失用性關節變形，而且妙趣橫生，使患者不容易產生厭煩情緒。

屈體支撐：上身與下身呈90°坐於硬板床上，上身保持正直，雙腿併攏繃直，兩臂伸直，掌心壓床面，有意識地依靠上肢力量支撐身體，或借助矮木凳支撐身體離開床面。

● 下肢運動

平臥抬腿：患者仰臥在硬板床上，兩腿繃直，交替抬

起，要求大腿與小腿呈直線，腿抬起與床面呈30°以上夾角。也可在足踝處捆縛沙袋等重物，做下肢對抗阻力的抬起，每日重複動作10～20次。此動作對大腿肌肉可起到很好的鍛鍊作用。

蹬踏運動：下肢蹬踏類運動，如平臥抬腿蹬空，騎自行車，在跑步機上慢跑等，對骨性關節炎有很好的治療保健作用。應堅持每日訓練30～60分鐘。

● 被動性關節活動

被動性關節活動是指在治療師或家屬幫助下完成的關節活動。對於關節病變嚴重，甚至是癱瘓在床的患者，為防止關節發生病理改變如機化、粘連，甚至攣縮、變形，應進行被動性活動，但要注意操作安全，使關節在正常範圍活動，並以輕柔的試探性動作為主。

頸部：頸部被動性前屈、側屈、旋轉。

肩部：肩部被動性前屈、外展、內收、180°旋轉。

肘部：肘部被動性屈曲、伸展。

腕部：腕部被動性屈曲、平伸、過度後伸、尺側屈、橈側屈、旋轉。

手指：手指被動性外展、內收，拇指外展、拇指屈曲、拇指旋轉。

髖關節和膝關節：髖和膝被動性伸展、屈曲、外旋、內旋、旋轉、外展、後伸、過度後伸。

腳踝和腳趾：腳趾被動性背屈、蹠屈、內翻、外翻、旋轉、屈曲、後伸、外展、內收。

● 主動性關節活動

頸部：做低頭、仰頭、向左右兩側歪頭、環轉頭部等

骨科病

動作。

肩關節：兩側肩胛骨向脊柱靠近並盡力向上聳起，放下。雙手在背後握緊，收腹挺胸，雙肩盡力向後。

肘關節：重複做屈曲肘關節，然後平伸上臂的動作。

腕關節：指尖向上，手掌與前臂呈90°，手心向前，保持5秒鐘；然後指尖向下，手心向後，繼續保持手掌與前臂的90°，放鬆期間旋轉手腕。

指關節：做抓、握、並緊手指、張開手指、對指等動作。

髂腰部：身體站直，雙手下垂，下肢伸直，腰部盡力前俯，以指尖觸腳尖，還原。身體盡力後仰，雙手指尖相對，平舉在胸，向左、右盡力旋轉腰部。平臥於硬板床上，先併攏兩腿，然後分開，重複做。

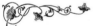

膝關節患有骨性關節炎的患者為了活動膝關節，可雙手握住木欄，每向下移動一級，膝關節屈曲角度隨之改變，每次保持體位至膝部微酸。上身前傾，雙手扶住膝部。髖關節、膝關節同時彎曲，做順時針旋轉後按逆時針方向旋轉。

2. 類風濕關節炎常見的運動療法

類風濕關節炎患者進行適當的運動療法，對控制自己的病情有好處。目前常用的運動療法有以下幾種。

醫療體操 具有針對性強、適應面廣的優點，是運動

療法的主要方面。

作業療法　又稱勞動治療，指利用適當的生產勞動來鍛鍊身體。室內作業如編織、刺繡、雕塑、縫紉、做花、糊紙盒、糊紙袋、做兒童玩具、磨豆腐、做糕點等；室外作業如種植樹木、花草、蔬菜，飼養雞、兔、牛、羊以及田間勞動等。這要根據患者的性別、年齡、愛好、職業、體力、志趣、知識水準、病情等具體情況而確定具體的生產勞動形式。

日常生活活動訓練　類風濕關節炎患者，尤其是晚期患者出現某種殘廢時，為保存和重新獲得如衣、食、住、行、個人衛生等這些基本動作和技巧，就需要進行日常生活活動訓練，這也是康復治療的重點內容。日常生活活動包括起床、穿脫衣服、清潔衛生、洗漱、吃飯、上廁所、上下樓梯或使用拐杖、乘坐輪椅、收拾床鋪、開關電燈、平地步行等。日常生活活動訓練有困難時，還可配合使用自助裝置。

耐力運動　指步行、慢跑、爬坡、騎自行車、游泳、跳繩等，以鍛鍊患者的耐力。

太極拳、八段錦　具有「調身」「調息」「調心」相結合的特點，適宜於慢性疾病的長期鍛鍊。

生理回饋療法　是利用儀器設備把鍛鍊時的某些生理活動資訊放大，讓患者聽到或看到這些資訊。這樣做可以引導患者向有利的方向努力，從而提高鍛鍊效果。

類風濕關節炎患者在進行運動療法時，要動

靜結合、以動為主。主動鍛鍊與被動鍛鍊相結合，以主動鍛鍊為主。切不可因關節疼痛而放棄功能鍛鍊，並且這種鍛鍊要循序漸進，不可急於求成或間斷。

你知道嗎？

類風濕關節炎患者康復鍛鍊的好處

類風濕關節炎患者進行康復鍛鍊可以起到以下作用：保持關節活動度，避免僵直攣縮；防止肌肉萎縮，保持肌肉張力；促進血液循環，改變局部營養狀態；振奮精神，增強體質，增強康復的信心；有利於五臟六腑、氣血功能的保持與加強。再配合一些有效的治療方法，一定能夠獲得良好的治療效果。

關節炎的心理療法

1. 骨性關節炎患者擁有好心情的方法

從某種程度來說，關節疾病的心理治療是占第一位的。那麼，怎樣才能讓骨性關節炎患者擁有好心情，從而更好地控制病情呢？

過好每一天 過去不能追回，明天不能預測，只有今天是最珍貴、最美好，也是最實在的。把握住每一個今

天，以積極樂觀的態度去迎接每一個黎明，你會感到世界天天有美景。盡情享受今天的陽光，享受今天的美好，不要去想明天是否有雨、有風。有今天的好心情，相信明天的你會更自信、更勇敢、更愉快。

愉快永存心間　時常保持心境開朗，心胸開闊，寬宏大度，意志堅強，精神上當富有者，愉快是不會棄你而去的。

變怒為笑　在憤怒的時候，找出幽默的情趣。笑遠比憤怒有益於健康。生活就是這樣，要愛惜自己，疾病很快就治癒。別發怒，提醒自己笑笑就足夠了。

樂觀開朗　愚翁常愁眉苦臉，智者多快樂逍遙。要快樂地看待事物，不要光考慮消極方面。要使自己的精神振作起來，努力使自己成為一個樂觀開朗、意志堅定，能自我寬慰的人，並學會自我心理調節，提高心理承受能力。

知足常樂　不斷提高認識和改造主觀世界的能力，正確看待自己和別人，正確判斷事物。要經常提醒自己，不要因為生活中的一丁點得失、一件小事情而時常焦躁、焦慮。「知足之人心常樂，能忍氣者身自安。」

(專)(家)(提)(示)

　　為了擁有好心情，患者可培養多方面的興趣，如利用業餘時間適度地打打橋牌，下下象棋，玩玩麻將，都有助於使自己處在愉悅的精神狀態中，擺脫心理上的失衡，從而使心情好起來。

骨 科 病

2. 類風濕關節炎患者恢復良好心態的方法

對類風濕關節炎患者而言，正常的心理狀態應該是能正確認識所患的疾病，既有治癒的信心，又對可能出現的關節畸形有一定的思想準備，積極治療，保持良好的心理狀態。不良的心理狀態不僅影響疾病的康復，甚至可加重病情。那麼，如何恢復和保持良好的心理狀態呢？

正確認識疾病 要認識到此病雖是一種難治的病，但不是不治之症，並非不能治，只要積極配合治療，就能完全康復。

建立必勝的信念 要認識到心理狀態對病情的影響很大，甚至影響到預後。得了類風濕關節炎，焦慮、失望等都是徒勞無益的，只有積極配合醫生治療，樹立必勝的信念，才能戰勝疾病。

樹立生活目標 有了正確的生活目標，並努力爭取實現自己的目標，才能集中精力，堅定康復的信心。

學會放鬆 要將自己患病這一現實問題徹底忘記或認為無所謂，使思想達到超脫現實的境界。

積極參與娛樂活動 娛樂活動一般包括文娛、文藝、體育三方面的內容。唱歌、跳舞、下棋、打牌、聽音樂、看戲、看電視等屬文娛活動；寫詩、繪畫、讀書、看報等屬文藝活動；體操、太極拳、遊戲、騎自行車、參觀、旅遊等屬體育活動。適度的娛樂活動，可以開闊視野，轉移注意力，以減輕疾病帶來的心理壓力，有助於樹立正確的人生觀，恢復良好的心理狀態，增強戰勝疾病的信心，促進疾病的康復。

用樂觀的態度面對生活 類風濕關節炎患者既要積極樂觀地接受治療，又要不焦不躁，克服急於求成的思想，始終保持積極向上的心理狀態。

樂觀的態度，主動調整好自己的心理狀態，認真地、正確地對待本病，與醫生主動配合，將會勝過所有的「靈丹妙藥」。

專 家 提 示

患者要保持良好的人際關係，可多與其他患者進行溝通，瞭解相關的疾病知識，相互交流康復鍛鍊的方法，爭取早日康復。

你知道嗎？

類風濕關節炎患者易產生不良情緒

類風濕關節炎發病慢，病程長，這常給患者造成巨大的心理壓力，產生許多不良情緒。類風濕關節炎患者較常見的不良情緒主要有以下幾種。

焦慮 錯誤地認為所有類風濕關節炎患者註定都要變成畸形，加上短期療效不明顯，因此患者容易產生煩躁不安、焦慮的情緒。

憤怒 許多人不能接受關節出現畸形這一現實，因此易產生憤怒情緒，常與家人爭吵。當反覆治療而效果不理想時，患者會產生失望感，唉聲歎氣。

消極 冷漠，對什麼都不感興趣，不積極配合治療，

甚至拒絕治療。

情緒低落 當治療效果不甚滿意或者周圍的人關心不夠時，愛獨處，暗自流淚。

關節炎的中醫療法

1. 骨性關節炎的中醫辨證施治

我國的傳統中醫將骨性關節炎分為風寒濕阻、風濕熱阻、肝腎虧虛、痰淤互結等證型，分別進行祛風散寒、通絡止痛、化痰散淤、補益肝腎等辨證治療。下面簡單介紹一下。

● 風寒濕阻，氣滯血淤

【治療方法】祛風散寒，行氣活血，佐以補腎化濕。

【方藥】三痹湯和活血止痛湯加減。

【材料】川芎、獨活、桃仁、赤芍、白芍各10克，當歸、秦艽、茯苓、杜仲、續斷各12克，防風、紅花各9克，桃仁10克。關節積液明顯者可加黃柏、澤瀉、滑石、木通各6克。

【製作方法】將上述藥材用水煎服，每日1劑。

● 肝腎不足，氣滯血淤

【治療方法】補益肝腎，活血化淤。

【方藥】復元活血湯和合四物湯加減。

【材料】熟地黃、狗寶、桑寄生各15克，柴胡、當歸、赤芍、白芍各12克，瓜蔞、穿山甲、桃仁各10克，川

芎、紅花各6克。

【製作方法】將上述材料用水煎服，每日1劑。

● **肝腎虧損**

【治療方法】腎陰虛者滋陰補腎，腎陽虛者溫補腎陽，佐以補益氣血。

【方藥】腎陰虛者六味地黃湯加減。

【材料】熟地黃、山藥、山萸肉各15克，澤瀉、茯苓、丹皮各12克。腎陽虛者選用金匱腎氣丸加減。上方加肉桂3克，附片（製）10克。疼痛者可加秦艽、羌活、獨活各10克，乳香9克；氣血兩虛明顯者，加十全大補丸。

【製作方法】水煎服，每日1劑。

 專 家 提 示

可以採用中成藥治療骨性關節炎。可用的中成藥有雲南白藥、活血止痛散、活血主力丸、養血榮筋丸、滋補肝腎丸、六味地黃丸、腎氣丸等。

2. 類風濕關節炎的中醫辨證施治

類風濕關節炎屬中醫「痹證」範疇，凡人體肌表、經絡遭受風寒濕邪侵襲後，使氣血運行不暢而引起筋骨、肌肉、關節等處的疼痛、酸楚、麻木和關節腫大、屈伸不利等症，統稱為痹證。當以疏風散寒、祛濕通絡、消腫止痛為治療方法。

骨科病

● **風　痹**

【治療方法】祛風除濕，通絡止痛。

【方藥】防風湯加減。

【材料】當歸15克，赤茯苓12克，秦艽、防風、葛根、桂枝、羌活各10克，麻黃3克，甘草6克。

【製作方法】將上述材料用水煎服，每日1劑。

● **痛　痹**

【治療方法】散寒止痛，祛風通絡。

【方藥】烏頭湯或麻桂溫經湯加減。麻黃、製川烏、黃芪、桂枝各9克，細辛3克，赤芍、桃仁各10克，紅花、甘草各6克。

【製作方法】將上述材料用水煎服，每日1劑。

● **著　痹**

【治療方法】除濕消腫，祛風散寒。

【方藥】薏苡仁湯或除濕蠲（ㄐㄩㄢ）痹湯加減。

【材料】薏苡仁12克，茯苓、澤瀉、羌活、獨活、川芎各10克，陳皮、蒼朮各9克，製川烏、甘草各6克。

【製作方法】將上述材料用水煎服，每日1劑。

● **熱　痹**

【治療方法】清熱通絡，疏風勝濕。

【方藥】白虎湯加減。

【材料】石膏30克，忍冬藤20克，知母、丹皮各12克，威靈仙、赤芍、黃柏各10克，桂枝6克。

【製作方法】將上述材料用水煎服，每日1劑。

● **桂　痹**

【治療方法】補腎祛寒，通經活絡。

【方藥】補腎寒治桂湯（驗方）或真武湯（《傷寒論》）加減。

【材料】續斷、熟地黃、松節各15克，防風、蒼朮、骨碎補、淫羊藿、獨活、桂枝、赤芍、白芍各10克，補骨脂、牛膝、威靈仙、自然銅（先煎）各12克，透骨草30克，尋骨風、伸筋草各20克，製附片、知母、炙山甲各9克，麻黃3克。病變在上肢者去牛膝加羌活、薑黃各9克；低熱者加黃柏12克，地骨皮10克；關節屈伸不利者加生薏苡仁30克，木瓜、白僵蠶各9克，去蒼朮、防風、松節；舌苔白膩者去熟地黃，加砂仁3克，藿香9克。

【製作方法】水煎服，每日1劑。

專 家 提 示

治療類風濕關節炎，也可用昆明山海棠、寒風伏虎片、小活絡片等中成藥。此外，也可以用外敷療法。

你知道嗎？

關節炎的外敷療法

中醫中的外敷療法適用於急性或慢性復發性關節腫痛者。

桑枝、桂枝、乳香、沒藥、木香各5克，雪上一支蒿3克，牛膝、羌活、獨活各12克，透骨草、防風、萆薢各15克，當歸、紅花各9克。上藥共研細末，用黃酒調成糊

骨科病

狀外敷關節。每日敷2次，上述藥為1次劑量。

　　乾薑3克，桂枝、當歸、赤芍各2克，乳香、薑黃、海桐皮、葛根、羌活、川芎各1克。裝入布袋，蒸熱後敷於患處。

　　菖蒲120克，小茴香60克，食鹽500克，炒熱後裝入布袋處熨患處。

3. 類風濕關節炎的物理療法

　　當患者處於類風濕關節炎活動期時，可以用下面這些物理療法進行治療。

● 溫熱療法

　　這一療法的目的在於鎮痛、消除肌痙攣、增大軟組織的伸展性。可擴張局部血管，使毛細血管內壓上升，增大毛細血管通透性，增大膠原纖維伸展性。急性炎症期滲出明顯、有發熱等情況，不可使用，待炎症程度減退後可以逐漸加用。

　　熱袋療法：有各種規格，用亞麻布縫製，內裝有可塑性矽膠。使用時將其放入80℃水箱中加熱，達到治療溫度後，置於患處。每次20～30分鐘。每日1～2次，10次為1個療程。

　　石蠟療法：常用的有刷法、浸法、貼敷法。由於熱容量大，導熱性小，人體可耐受60℃～70℃的溫度。每次20～30分鐘，每日1次。

　　泥熱敷：將各種泥類加熱，作為介質，包敷在一定部

位，將熱傳導至人體，達到治療目的。常用的有礦泥、泥煤、腐殖土、黏土和人工泥。礦泥加溫至52℃左右。適用於炎症趨於慢性過程者。

● 冷療或寒冷療法

如果用20℃以下的物體作用於人體，具有促進血液循環、改善營養狀態的作用。短時間作用可減少組織液的滲出和外溢，長時間作用則可促進組織水腫的吸收，加速局部新陳代謝；還能增加膠原組織彈性、軟化僵硬的肌纖維組織，有利於肌肉的伸屈功能鍛鍊；改善攣縮關節活動度，促進功能恢復；鎮痛作用適用於急性炎症期。治療時應注意避免引起凍傷。

● 水療法

所謂水療法，是指利用不同水溫、水壓及水中所含不同成分物質的理化特性作用於人體。急性活動期，患者全身浸浴，溫度以38℃～40℃為宜。有發熱者不可作全身水療法。水療法包括礦水浴、鹽水浴、硫化氫浴、腐殖酸浴等。

● 低頻電療法

直流電與直流電離子導入療法。常用直流電離子導入法，如水楊酸鈉陰極導入。患者處於焦慮狀態，有自主神經功能紊亂者，採用鈣離子導入領區式或短褲式。

● 低頻脈衝電療法

間動電具有止痛、促進血液循環、利於滲出物吸收的作用，用於本病活動期。

● 高頻電療法

短波、超短波、微波在急性炎症消退後，可以由無熱

能轉為微熱能，微波如用較大劑量，則有利於增強組織吸收，促進再生。

● 磁療法

選用旋磁或交變磁場法，有鎮痛、消腫、消炎作用。

● 光療法

紅外線： 有改善局部血液循環，促進局部滲出物吸收，消腫止痛的作用。急性炎症期應用小劑量。

紫外線： 急性關節炎炎症滲出期，選擇紅斑量紫外線關節局部照射或腎上腺區照射，具有改善血液循環、消炎、止痛、脫敏的作用。

鐳射療法： 採用氦－氖鐳射、二氧化碳鐳射局部或穴位照射。

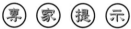

類風濕關節炎患者肢體關節的康復，需因人因病而異，全面衡量。

腰腿痛的「元兇」
——腰椎間盤突出症

有些中老年人總感到自己腰腿疼痛，有時甚至疼到無法走路，其實，這都是腰椎間盤突出症「惹的禍」。所謂腰椎間盤突出症，亦稱髓核突出（或脫出），或腰椎間盤纖維環破裂症，是內在與外在兩個因素共同作用的結果。

骨科病

你屬於易得腰椎間盤突出症的人群嗎？

腰椎間盤突出症是臨床上較常見的一種腰部疾患之一，多是由腰椎間盤各部分（髓核、纖維環及軟骨板），尤其是髓核，有不同程度的退行性改變後，在外界因素的作用下，如搬抬重物或滑倒時臀部著地或急劇扭轉等原因，引起的椎間盤纖維環破壞，髓核組織從破裂之處突出（或脫出）於後方或椎管內，使椎間孔狹窄，導致相鄰的組織，如脊神經根、脊髓等遭受刺激或壓迫，從而產生腰痛，一側下肢或雙側下肢麻木、疼痛等一系列症狀。那麼，哪些人易得腰椎間盤突出症呢？

腰椎間盤突出症好發於25～50歲的人群，此類人群占整個發病患者數的75%以上。雖然這個年齡段是人的青壯年時期，但是椎間盤的退化已經開始了。

男性更易得腰椎間盤突出症，這是因為男性在社會中從事體力勞動的比例要大於女性，腰椎負荷亦長期大於女性，從而導致誘發腰椎間盤突出症的概率也較大。

勞動強度大，長期處於坐位工作的人員易得腰椎間盤突出症。

長期工作或居住於潮濕及寒冷環境中的人較易得腰椎間盤突出症。據統計，長年從事礦井井下作業的人，患此病的比例較高。

腰椎先天性發育不良，如患脊椎側彎、先天性脊椎裂等疾病的人，同時併發腰椎間盤突出症的機會也較多。婦女孕期，由於特殊的生理原因，導致體重突然增長，加之

肌肉相對乏力及韌帶鬆弛，亦是誘發此病的危險時期。

不論你屬於上述哪類人群，都有極高的患腰椎間盤突出症的概率。

━━━━━▪ 還原腰椎間盤突出症的真相 ▪━━━━━

1. 腰椎間盤突出症的症狀

腰椎間盤突出症是一種常見病、多發病，其症狀主要有以下幾點。

腰部疼痛 疼痛主要表現在下腰部及腰骶部，以持續性鈍痛為主。臥位時可減輕，久站後疼痛加劇。

下肢放射性疼痛 一般多出現一側下肢疼痛。主要以臀部、大腿後外側及小腿外側至足跟或足背呈放射性疼痛。

下肢麻木或感覺異常 一般與下肢放射性疼痛同時出現。感覺異常主要表現為發涼，患肢溫度降低，尤以末端最為明顯。

間歇性跛行 患者行走時，可隨行走距離增加而加重腰腿不適症狀，出現跛行，而坐位或平臥一段時間後即可緩解。這是因為髓核突出後，繼發腰椎管狹窄所致。

馬尾神經症狀 中央型的腰椎間盤突出症，如果突出較大，可壓迫馬尾神經，表現為會陰部麻木、大小便功能障礙，女性可出現尿失禁，男性還可出現陽痿症狀。

骨科病

肌力減弱或癱瘓 突出的椎間盤壓迫神經根嚴重時，可產生神經麻痹而致肌肉力量減弱甚至癱瘓。這多為第四、五腰椎間盤突出，第五腰神經根受壓麻痹所致。一般可出現脛前肌、腓骨長短肌、伸長肌、伸趾長肌麻痹，表現為伸力或屈力下降，重者表現為足下垂。

專 家 提 示

腰椎間盤突出症後期，患者經休息和治療後，腰部肌肉痙攣得以解除，腰椎正常功能得以恢復，椎間盤、韌帶和關節囊水腫消退，對神經纖維的刺激減輕或消失，故腰疼症狀可改善。但由於早期突出物引起炎症水腫，繼而發展為神經根的黏連，在後期若沒有得到根本改善，神經根的刺激未得到消除，所以仍可留有腿疼症狀。

你知道嗎？

一定要重視腰痛

腰椎間盤突出是在腰椎間盤退變的基礎上發展而來的。腰椎間盤退行性改變所引發的症狀也可能不明顯，出現的前驅症狀也可能是其他疾病的信號，但不管怎樣，在前驅症狀出現的時間裏，如果能引起必要的重視，也許就能避免發生腰椎間盤突出症或其他疾病。

如果你出現輕微的動作導致急性腰痛，如彎腰揀地上的東西、洗臉、穿襪子、上車、下車等誘發急性腰痛症狀

的情況，一定要小心。這往往是腰椎退變的信號，是腰椎間盤突出的開始，應加強預防。

2. 腰椎間盤突出症的常見病因

腰椎間盤突出症是內在因素和外在因素共同作用的結果，內在因素和外在因素主要有以下幾種。

● 內在因素

椎間盤的生理特點： 成人的椎間盤逐漸缺乏血液循環，修復能力也較差，尤其是在退變發生後，修復能力更差。椎間盤後外側的纖維環較為薄弱，而後縱韌帶在腰5、骶1平面時，寬度顯著減小，對纖維環的加強作用明顯減弱。

椎間盤的退行性改變： 椎間盤缺乏血液供給，修復能量較弱，日常生活中椎間盤受到各方面的擠壓、牽拉和扭轉作用，易使椎間盤髓核、纖維環、軟骨板逐漸老化，導致纖維環易於破裂，而致椎間盤突出。

● 外在因素

外力作用： 有些人在日常生活和工作中，往往存在長期腰部用力不當、過度用力、姿勢或體位不正確等情況。例如裝卸工作人員長期彎腰提舉重物，駕駛員長期處於坐位和顛簸狀態。這些長期、反覆的外力造成的輕微創傷，長年累月地作用於椎間盤，加快了其退變的速度，不能較長時間採取某種姿勢。

急性腰扭傷： 急性腰扭傷在急性期治療不徹底，損傷

的肌肉、筋膜、韌帶修復不良，產生較多的瘢痕和粘連，致使腰部功能減低且易出現疼痛，患者常感覺腰部無力，陰雨天則腰酸背痛，長時間持續不愈。

腰部筋膜無菌性炎症：長期彎腰或坐位工作，使腰背肌長期處於牽拉狀態，出現痙攣、缺血、水腫、粘連等，有人稱之為無菌性炎症。

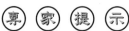

　　長期從事行走、彎腰、蹲坐、伏案的工作人員以及司機、舉重運動員等，或較長時間保持前傾狀態的人，如煤礦、搬運、建築等行業的工作人員，其發病率均相對較高，長期處於不良姿勢的人更易誘發本病。

──▪重視細節可預防腰椎間盤突出症▪──

1. 規範姿勢可預防腰椎間盤突出症

　　在日常生活中，如果我們能保持正確的坐、臥、起、立姿勢，就能有效預防腰椎間盤突出症。這是因為正確的日常姿勢能減少腰椎間盤的蛻變，降低腰部肌肉、韌帶、筋膜等軟組織的張力，避免腰椎間盤盤內壓力的急劇增高，從而大大降低了腰椎間盤突出症的發病率。

　　在生活中，我們要規範自己的姿勢。要做到這一點，

進行腰部動作時應遵循以下原則。

協調自然　腰部的各種活動都必須在腰部各組拮抗肌群和韌帶的協同運動下完成，否則就會引起局部肌肉、韌帶的扭傷，並可造成腰椎間盤盤內壓力的突然增高、腰椎間盤纖維環破裂，從而形成腰椎間盤突出症。

以髖代腰　彎腰搬抬重物宜以屈膝屈髖代彎腰，伸膝伸髖代伸腰。

以臂代腰　起床時，應先側臥，再以上側手臂用力撐扶床沿完成，這樣可避免腰部肌肉的不協調收縮，以及由此造成的腰椎間盤盤內壓力的突然增高，從而預防腰椎間盤突出症的發生。

● **在日常生活中，正確的坐、臥、走等姿勢是怎樣的呢？**

坐姿　坐時上身挺直，收腹，下頜微收，座位高度合適，兩下肢併攏，雙腳穩穩地放在地面上，儘量整個腳掌著地，避免含胸或佝僂坐姿。站時，兩眼平視，挺胸收腹，下頜稍稍內收，雙肩撐開並稍向後展，腰部平直，兩腿直立，小腿微收，兩足距離約與骨盆寬度相同。

睡姿　睡眠，一般人以採取仰臥和側臥位為宜。仰臥位時，只要臥具合適，四肢保持自然伸展，脊柱的曲度不大，變化不大；側臥位時，一般認為右側位比左側位好，但不必過於講究左側位還是右側位，因為人在睡眠中總要不斷翻身，以取得合適的體位。

走姿　行走時，應體態自然，雙目平視前方，頭微昂，口微閉，頸正直，胸部自然上挺，腰部挺直，收小腹，臀部略向後突，雙臂自然下垂，雙上臂自然擺動，擺

幅30°左右，下肢舉步要有力，步行後蹬著力點側重在蹠趾關節內側，利用足弓的杠杆作用推進身體前移，換步時肌肉微放鬆，膝關節不要過於彎曲，大腿不要抬得過高，步幅依自己腿長及腳長而定，一般為70公分左右。行走時不要上下顫動和左右搖擺。

專 家 提 示

在日常生活中，取物時先屈膝屈髖，物件靠近身體，避免彎腰提取重物。背重物時，胸腰稍向前彎，髖、膝稍屈，邁步要穩，步子不要太大。擔扛重物時，身體先蹲下，腰要直，胸要挺，起身要靠下肢用力，起身後穩住身子再邁步。

2. 預防腰椎間盤突出症的三個措施

要預防腰椎間盤突出症，可採取下面這三個措施。

防止外傷 提取或搬運物品時應量力而行，不要用力過猛；應避免久坐久站，避免過度勞累；避免生活在潮濕的環境中；隨時注意防止外傷，防止腰扭傷；防止慢性腰肌勞損。

增強肌力 起居要有規律，經常參加體育活動，尤其要注意腰背肌訓練，如可進行仰臥起坐、太極拳、散步、醫療體操等活動，通過鍛鍊可促進血液循環，強健筋骨，加強腰椎穩定性。

保護好圍腰 對有功能性腰痛患者，可自製寬腰帶或到醫藥商店購買腰圍固定腰部，但不要帶橡皮筋的腰圍。腰圍上緣須達到肋下緣，其下緣至臀以下。禁止使用過窄的腰圍，以免腰椎過度前凸；也不要使用過短的腰圍，以免腹部過緊。腰圍配戴的時間應根據病情適當掌握。腰部症狀較重者，如無不適感覺，應經常戴用，並配合按摩、理療、牽引等治療。病情較輕者，可在外出時，尤其是要較久站或較久坐的時候（如外出乘車等）戴上，在睡眠或休息時，可解除腰圍。在症狀消退、體徵逐漸轉為陰性以後，應去掉腰圍，逐漸恢復腰部正常活動。一般使用時間以3～6週為宜，最長不宜超過3個月，以免腰肌發生失用性萎縮。在使用腰圍期間，還應在醫生的指導下，逐漸增加腰背肌鍛鍊，以防止或減輕腰背肌的萎縮。

要預防腰椎間盤突出症，應該控制體重，避免肥胖；防止腰背受涼受潮；居室保暖、乾燥；注意勞逸結合；提高生活品質；心情舒暢、愉快；時刻有保護腰的意識，盡可能減少腰椎的累積性損傷，以降低腰椎間盤突出症的發病率。

你知道嗎？

清晨洗臉刷牙時為什麼易出現腰痛呢？

許多腰椎間盤突出症患者的腰痛是清晨起床後，在洗

臉或刷牙時突然引起的。為什麼洗臉或刷牙也能誘發腰椎間盤突出症呢？這是因為人體經過一夜睡眠後，肌肉、韌帶、關節囊等軟組織變得僵硬而無法靈活運動，此時，如果馬上採用半起半坐、彎腰翹臀的姿勢進行洗臉、刷牙，就會對腰椎間盤產生較大的壓力並使關節囊負荷加大，成為腰椎間盤突出症發作的誘發因素。為了避免在刷牙、洗臉時誘發腰椎間盤突出症，要在起床後略微活動一下腰部，做做後伸、左右旋轉、「伸懶腰」等動作，使腰部不至於從相對靜止的狀態馬上轉移到一個增加腰部負荷的動作，但最重要的是要注意洗臉、刷牙時的姿勢。正確的姿勢應是膝部微屈下蹲，然後再向前彎腰，這樣可以在較大程度上降低腰椎間盤所承受的壓力，而且能降低腰椎小關節及關節囊、韌帶的負荷。此外，洗臉盆位置不要放置得太低，避免由於腰椎過度向前彎曲而加重腰部的負荷。

3. 老年人預防腰椎間盤突出症的注意事項

許多老年人之所以患上腰椎間盤突出症，多是由於長期不注意保持正確姿勢所造成的。此外，老年人由於運動功能有不同程度的減退，代謝能力也有所降低，不但容易出現腰椎間盤突出症，而且一旦有了腰椎間盤突出症，還不易治癒。從這一方面看，老年人預防腰椎間盤突出症很有必要。老年人要預防腰椎間盤突出症，可採取一系列預防措施，以防患於未然。

老年人離退休後，雖然很少再參加重體力勞動，但一

些家務活兒仍是不可避免的。例如抱孩子，現在的小寶寶營養、發育較好，體重較重，老年人稍不注意就有可能發生腰椎間盤突出症。因此，老年人應特別注意勞動姿勢。在適度的勞動後，要休息幾分鐘，並相應活動一下腰部，改變一下腰部的姿勢。例如可以做一下後仰伸直腰的運動，但這種姿勢的改變要緩慢地進行，切忌過快、過猛。

此外，對於老年人來說，適當參加一些體育鍛鍊，可加強腰部的活動能力。例如，太極拳、步行、門球等是較為適合老年人的運動，不僅對腰部有較好的鍛鍊作用，而且對全身機體的新陳代謝也有極好的促進作用。還可以有針對性地進行一些腰背鍛鍊的體操。最為簡單而行之有效的鍛鍊是「伸懶腰」，輕緩的伸懶腰動作，可以較好地伸展腰部肌肉，而且特別適合老年人。

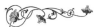

受寒是腰椎間盤突出症的誘發因素之一。當腰部受寒時，寒冷的刺激會引起腰部周圍的小血管收縮、肌肉痙攣，從而增加腰椎間盤內的壓力，並造成蛻變的髓核突出，繼而引發腰椎間盤突出症。

你知道嗎？

老人患病後要及時去醫院治療

老人發生腰痛後應到正規醫院進行積極治療，可採取

按摩、理療等治療方法，不要隨便找遊醫，不要自作主張
口服止痛藥，也不要盲目模仿社會上流行的一些健身法，
以防腰痛加重。在治療其他疾病時，儘量避免長期服用激
素。

腰椎間盤突出症的治療方法

1. 腰椎間盤突出症的治療原則

急性腰椎間盤突出症的治療首先應用理療、推拿、針
灸、藥物緩解肌肉緊張，解除痙攣；然後選用2～3種整復
手法，以解除其對神經根的壓迫；最後用臥硬板床休息，
外用膏藥，並配合內服活血化淤的中藥，或靜脈滴注右旋
糖酐-40，以促進神經根炎症的消除及水腫的吸收，消除
對神經根的不良刺激，解除症狀，恢復功能。全療程一般
需要3～7天。

當腰椎間盤突出症處於慢性期時，應選擇分離粘連、
解除痙攣的方法，如小牽引治療，然後再用整復手法，不
宜首先用直接復位的手法。同時，還應注意併發症的防
治。在恢復階段注意內服中藥，以利於鞏固療效。

症狀基本消失後可進行康復鍛鍊，以增強腰部肌肉力
量，加強關節結構的牢固性，徹底消除椎間盤突出的根
源，預防復發。

治療腰椎間盤突出症時，患者不要太著急，要耐心，選擇適合自己的治療方法，不能病急亂投醫。

2. 腰椎間盤突出症的非手術療法

腰椎間盤突出症臨床上治療方法很多，但對不同的患者應根據不同的病情選擇適宜的方法進行治療。目前，治療腰椎間盤突出症主要有非手術治療和手術治療兩種方法。下面介紹腰椎間盤突出症的非手術療法，非手術療法適用於所有腰椎間盤突出症患者，即使是需要手術的患者，在術前、術中、術後等不同的時間段內，非手術療法也起著十分重要的作用。

下列患者必須首先考慮非手術療法。

初次發病的患者　除非患者有明顯的馬尾神經損害症狀（即下肢肌力減弱，甚至癱瘓，以及相應的感覺障礙及麻木、過敏等感覺異常；小便失禁，排尿障礙等症狀），一般情況下均不宜手術。

症狀較輕的患者　即患者病程雖然可能持續時間較長，但髓核多為突出，而非脫出，是較容易治癒的患者。

全身或局部情況不適宜進行手術的患者　這類患者多為年邁、全身狀況較差的老人，治療時可考慮非手術療法，以緩解症狀為主。

一時難以明確診斷的患者　這類患者可在非手術治療

的同時，邊觀察邊治療，同時採取相應必要的檢查措施，以明確診斷。

●下面介紹一些腰椎間盤突出症的非手術治療的方法

臥床休息　是非手術療法的基礎。臨床實踐證明，大多數具有腰痛腿痛症狀，特別是病理類型為突起型的腰椎間盤突出症患者，臥床休息可使疼痛症狀明顯緩解或逐步消失。

牽引療法　是腰椎間盤突出症患者常用療法之一。牽引療法歷史悠久，目前已得到很大的發展。

制動療法　腰圍和支持帶的主要功能是制動，可使受損的腰椎間盤獲得局部休息，為患者機體恢復創造良好的條件。

推拿療法　推拿即按摩，是中醫學的組成部分。推拿療法具有方法簡便、舒適有效、併發症少等優點，已被作為治療腰椎間盤突出症的綜合療法之一。

封閉療法　是一種快速而有效的治療腰椎間盤突出症的方法。由於它安全可靠、操作方便、療效顯著，而被廣泛應用於治療腰椎間盤突出症。它包括痛點封閉療法、硬膜外腔封閉療法、椎間孔神經根封閉等方法。

針灸療法　這種療法不需任何設備，且具有易於操作、療效好等優點。針灸療法包括體針療法、耳針療法、電針療法、刺血拔罐法、手針療法等。

中西醫結合療法　即在進行以上療法的同時，引入西醫治療手段，但腰椎間盤突出症的藥物治療一般僅作為一種以緩解症狀為主要目的的輔助性治療手段。

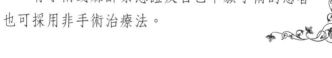

有手術或麻醉禁忌證及自己不願手術的患者也可採用非手術治療法。

你知道嗎？

使用腰圍和支援帶

有些腰椎間盤突出症患者宜使用腰圍和支持帶，這是因為腰圍和支持帶可限制腰椎的運動，使損傷的腰椎間盤可以局部充分休息，為患者機體恢復創造良好的條件；可減輕腰椎周圍韌帶的負擔，同時在一定程度上緩解和改善椎間隙內的壓力，這些對於腰椎間盤突出症患者的恢復是很有幫助的。

不過腰圍佩戴時間要根據病情適當掌握，一般使用時間以3~6週較為適宜，最長不超過3個月。在睡眠、休息及不痛或輕度疼痛時，要適當摘下腰圍放鬆一段時間。

3. 必須手術治療的腰椎間盤突出症患者

絕大多數腰椎間盤突出症患者可不用手術治療就能消除或減緩症狀。但在下列情況下，患者則必須進行手術治療。

中央型腰椎間盤突出症患者，此類患者馬尾神經壓迫症狀明顯，往往雙下肢均有症狀，而且有合併膀胱直腸功

能障礙，會陰部有麻木感。對於這種病例，應儘快進行手術治療。

經過長時間嚴格的非手術治療後，仍有明顯的神經症狀，如疼痛、麻木，嚴重影響生活和工作者。

症狀顯著，屢次發作，造成長期痛苦，影響工作、學習、生活的青壯年患者。

神經症狀迅速惡化，出現肌肉麻痺和垂足的患者。

有神經根黏連，表現為嚴重持久麻木和感覺異常的患者。

（專）（家）（提）（示）

進行手術治療後的腰椎間盤突出症患者，常常忽視了手術後的調養，這種做法是不對的。手術後的腰椎間盤突出症患者須嚴格臥床休息，注意營養，並進行康復性鍛鍊等。

4. 適合腰椎間盤突出症的西藥

藥物是腰椎間盤突出症的輔助治療手段之一，在臨床上常用的西藥有如下幾種。

鎮痛與鎮靜藥 那些疼痛難忍、不能平臥或不能入睡的患者可適當服用一些鎮痛藥物，常用奈福泮（強痛平）、噴他佐辛（鎮痛新）、布洛芬、米格來寧，並適當給予地西泮、異丙嗪、氯苯那敏（撲爾敏）、甲喹酮等。如索米痛片每次0.5克，每日3次，口服；布洛芬每次0.2

克，每日1～2次，口服；或解痙鎮痛酊外塗，以緩解局部
疼痛。對病程長，肢體麻木有冷感、疼痛、酸軟無力者，
可用杜仲天麻丸、人參再造丸等。

抗生素　對腫脹、疼痛明顯，疑有感染或身體其他部
位有感染灶時，可適當應用抗生素，盡可能依據感染的病
原體選用相應的消炎藥物。

糖皮質激素　急性期或伴有廣泛粘連的情況下可短期
口服，具有消炎、消腫、脫敏及鎮痛作用。一般給予口服
醋酸地塞米松片0.75毫克（1片），第1週，每日3次，每
次1片；第2週，每日2次，每次1片；第3週，每日1次，每
次1片；第4週，每日1次，每次半片；最後停藥。

維生素、血管擴張藥、酶及免疫製劑　維生素$B_1$300
毫克，維生素B_{12}500微克，維生素$B_6$100毫克，均每日肌內
注射1次，一般用7～10天；血管擴張藥如山莨菪鹼、煙酸
等；免疫製劑如胸腺肽、免疫球蛋白，以及輔酶 I 、三磷
腺苷（ATP）等，可改善神經營養，促進神經傳導，提高
免疫機制，加速神經功能的恢復。另外，神經營養藥物如
彌可保、怡神保等無明顯不良反應，可以長期使用。

　　消炎鎮痛藥物適合於大多數患者，但少數患
者有胃腸道不良反應，如噁心、嘔吐、胃痛、腹
瀉等；現有新型非甾體類藥物如西樂葆，可避免
胃腸道的不良反應。

骨 科 病

椎間盤突出症患者如何臥床休息?

臥床休息是大多數腰椎間盤突出患者常用的非手術療法,症狀較嚴重的患者臥床休息時,要做到完全、持續和充足,床鋪最好為硬板床;床的位置要略低一些,最好能使患者剛坐起時,雙腳就可著地。

腰椎間盤突出症患者
要做好日常保健工作

1. 腰椎間盤突出症患者外出時的注意事項

腰椎間盤突出症復發率非常高,極易受外界因素的影響,因此,患者在外出時,應注意以下事項。

佩戴腰圍 長時間坐車或行走時,最好戴腰圍,加強腰部的保護,同時起到支撐作用,避免腰部再次出現扭傷。

注意保暖 在秋、冬兩季外出時,應隨天氣的變化增加衣服,尤其注意腰背部及下肢的保暖,在冬季最好睡保暖床。

變換姿勢 注意避免長時間保持某種姿勢,防止腰背肌出現疲勞而加重腰腿痛症狀。

積極鍛鍊 除注意適當休息外,還應注意身體的鍛

錬,利用臨時場所,可進行腰背肌的功能鍛錬及前屈、後伸、旋轉運動,同時雙下肢也應進行相應的功能鍛錬。

及時就醫 一旦腰部有不適感或不慎再次扭傷腰部,應及時到當地醫院進行診治。千萬不可忽視或強忍痛苦,以免延誤病情。

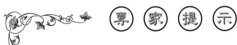

專 家 提 示

腰椎間盤突出症患者應多學一些椎間盤的保健知識,出門在外也要注意飲食,增強自己的體質,並保持穩定的情緒。

2. 腰椎間盤突出症患者的日常保健

腰椎間盤突出症患者在日常生活中應常做保健活動,這對病情的緩解和控制幫助很大。在日常生活中,患者可用下面這幾種方法進行保健。

懸垂法 利用門框或單槓等物進行懸垂鍛錬。每日早晚各1次。懸垂鍛錬實際上是繼續進行的牽引治療,它不僅使腰部等部位得到放鬆,而且還增強了局部血液循環和新陳代謝。懸垂時應注意放鬆腰部及下肢,使重量自然下垂,以達到牽引腰椎的目的。

另外,懸垂的上、下動作一定要輕,避免因跳上跳下的動作過重而損傷腰椎,加重病情。

按摩法 以按摩腎俞穴(兩側腰眼)為主,每日2次。按摩到有酸痛並有向下肢擴散的感覺為度。中醫認

為，腎俞穴是腎臟氣血在背腰部聚集的部位，經常按摩既能壯腎又能袪除腰痛。按摩手法簡便易行，可長期堅持。

保養法 主要是把醫生治療與日常保養有機結合起來，這樣會收到事半功倍的效果。在進行保養時，注意做到這七「不」：不久坐、不久站、不彎腰（急性期）、不負重、不勞累、不著涼（尤其是腰部）、不穿高跟鞋。

專 家 提 示

腰椎間盤突出症是一種病程較長的病，患者家屬應多照顧、鼓勵患者，使其心理上得到慰藉，這樣有利於患者精神健康和疾病的恢復。

你知道嗎？

腰椎間盤突出症患者如何用桌子

對於腰椎間盤突出症患者而言，理想的桌子應該是脖子稍前傾時，眼和桌面的距離保持30公分左右。繪圖桌宜稍微向前傾斜，看桌子上的東西時很方便。腰椎間盤突出症患者最合適的椅子高度應該取人的腳底到膝關節之間的高度或稍微偏低。椅子坐席的長度應與大腿一樣長或比大腿短一拳。沒有靠背的椅子也可以，如果有的話最好和肩胛骨的高度差不多。靠背和坐席應該成直角，靠背的曲度應該和脊背彎曲的曲線相吻合。椅子的坐墊應以稍硬為好，太軟的椅子坐起來很舒服，但坐久了就會感到疲勞，這是因為臀部下沉，造成脊柱彎曲而重心後移，為了使重

心安穩，腰椎前彎要加大，這樣容易導致腰痛。

重視腰椎間盤突出症患者的飲食

1. 腰椎間盤突出症患者的飲食原則

為了控制自己的病情，腰椎間盤突出症患者在日常生活中應該遵循以下兩大飲食原則。

控制飲食量　腰椎間盤突出症患者由於患病而減少了活動，故飲食的攝入量應相對減少，特別是在急性期，臥床患者除活動減少外，消化功能也明顯降低，胃腸蠕動較慢，故應注意合理安排飲食，少食多餐（每日4～5次）。

飲食宜清淡　腰椎間盤突出症患者應多吃蔬菜水果及豆類食品，儘量少吃或不吃肉及脂肪含量較高的食物，飲食宜清淡，煎炸之品也應慎食。要防止大便乾燥，因排便用力可導致病情加重或復發。另外，有菸、酒嗜好者應及時戒掉，以利早日康復。

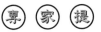 專 家 提 示

如果腰椎間盤突出症患者有咳喘病史，應少吃或不吃辣椒、蒜等刺激性食物，以免引起腰腿痛症狀加重。

2. 適合腰椎間盤突出症患者的食物

富含鈣、蛋白質、B群維生素、維生素C、維生素E的食物是適合腰椎間盤突出症患者的食物。這是因為鈣是骨的主要成分，應充分攝取；此外，鈣還有使精神安定、緩解疼痛的作用。蛋白質是構成肌肉、韌帶、骨不可缺少的營養素。B群維生素是神經營養素，不僅可緩解疼痛，還可起到解除疲勞的作用。維生素C具有廣泛的生理功能，參與體內許多物質的合成與分解，維生素C在形成結實強健的椎間盤纖維環的過程中是不可缺少的。維生素E有擴張血管、促進血流、消除肌肉緊張、緩解疼痛的作用。

下面這些食物非常適合腰椎間盤突出症患者食用：

豬肉、雞肉、牛肉、肝臟、魚類、貝類、乾酪、雞蛋、大豆、大豆製品等富含蛋白質的食物。

魚、牛奶、乾酪、優酪乳、芝麻、濃綠蔬菜、海藻類等富含鈣的食物。

粗糧、大豆、花生米、芝麻、綠色蔬菜等富含B群維生素的食物。

紅薯、馬鈴薯、油菜花、青椒、青白蘿蔔葉、油菜、花菜、捲心菜、芹菜、草莓、甜柿子、檸檬、橘子等富含維生素C的食物。

鱔魚、大豆、花生米、芝麻、杏仁、植物油等富含維生素E的食物。

  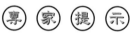

專 家 提 示

腰椎間盤突出症患者的每日蛋白質攝入量應

為100～150克；在烹製過程中應少油、少鹽，宜吃煮菜而少炒菜。

你知道嗎？

手術治療的腰椎間盤突出症患者如何飲食？

腰椎間盤突出症患者如果進行手術治療，在術前、術後及康復期都應多食富含纖維素的食物，如芹菜、木耳、竹筍、蘋果、香蕉等，以保持大便通暢。如果大便不暢，清晨起床後可喝淡蜂蜜水或淡鹽水。

3. 適合腰椎間盤突出症的食療方

腰椎間盤突出症患者為了控制自己的病情，可採用下面的食療方法。

● 杜仲威靈仙蒸豬腰

【原料】杜仲20克，威靈仙55克，豬腰子（豬腎臟）1～2個。

【製作方法】將杜仲、威靈仙分別研粉後混合拌勻，再將豬腰子剖開，剔去筋膜，洗去血液，放入藥粉，攤勻後合緊，一起放入碗內，加水少許，上鍋久蒸。吃其豬腰子，飲其湯。

【功效】每日1劑。有補腎壯骨強腰之作用，主治腎虛型腰椎間盤突出症。

骨 科 病

● 茴香煨豬腰

【原料】茴香15克，豬腰子1個。

【製作方法】將豬腰對邊切開，剔去筋膜，然後與茴香共置鍋內加水煨熟。趁熱吃豬腰子，用黃酒送服。

【功效】此方可溫腎祛寒。主治腰痛。

● 絲瓜藤末飲

【原料】選取1截連根的絲瓜藤。

【製作方法】將絲瓜藤洗淨，在火上焙乾，研成末。每次3克，每天2次，用黃酒送服。

【功效】此方具有祛風、除濕、通絡的作用。可治療慢性腰痛。

● 葡萄根燉豬蹄

【原料】豬蹄1只，白葡萄根60克，黃酒適量。

【製作方法】將豬蹄刮乾淨、剖開，同洗淨的白葡萄根加水和黃酒各半燉煮，至肉熟即可，吃肉喝湯。

【功效】此方可祛風逐寒，通經活絡。適用於腰椎間盤突出症引起的坐骨神經痛。

● 稀薟豬蹄飲

【原料】稀薟草90克，豬蹄1只，黃酒100毫升。

【製作方法】上料略加水煎，分3次服。食肉飲湯。

【功效】此方能起到祛風散寒、溫經活血的作用。輔治風寒濕痹、腰腿酸痛。

● 杜仲豬腎飲

【原料】杜仲15克，公豬腎（豬腰子）1對。

【製作方法】將上述材料慢火熬3小時。吃肉喝湯。

【功效】可補肝腎、健筋骨、降血壓。用於腎虛腰痛

療效尤佳。

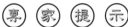

　　年老體弱或病程較長的腰椎間盤突出症患者
常有腿部隱隱作痛、酸軟無力的主要症狀，而蟲
草燉乳鴿等一些藥膳配方不僅適用於腰膝酸軟疼
痛者，對因腎虛引起的全身乏力、畏寒肢冷、陽
痿早洩等症狀，也有較好的效果。

腰椎間盤突出症的運動療法

1. 腰椎間盤突出症患者的體操療法

腰椎間盤突出症患者宜進行下面這幾項體操療法。

　　俯臥撐　此動作不宜過多，不要太累，應適可而止。

　　抱膝觸胸　仰臥位，雙膝屈曲，手抱膝使其儘量靠
近胸部，然後放下，一上一下為一個動作，連續做20～30
個。

　　五點支撐法　仰臥位，雙膝屈曲，以足跟、雙肘、頭
部當支點，抬起骨盆，儘量把腹部與膝關節抬平，然後緩
慢放下，一起一落為一個動作，連續20～30個。以上動作
須連貫進行，每晚睡前1次，連續3～6個月。

專 家 提 示

　　腰椎間盤突出症患者宜進行爬行。爬行時雙手、雙膝著地，頭部自然上抬，腰部自然下垂，爬行長度為20公尺左右。醫學專家指出，四肢爬行的動物比直立行走的動物血液更流暢，而且很少患腰椎疾病。

2. 腰椎間盤突出症患者的康復運動

　　康復運動是腰椎間盤突出症患者基本痊癒後進行的簡單運動方法，簡單易做，每天只需10分鐘即可。康復運動的具體方法如下所述。

　　轉腰　平行站立，兩手叉腰。腰部先做順時針、然後逆時針方向旋轉，各做30～50次。動作幅度不宜過大，宜緩慢。

　　挺腹　每日做挺腹運動數十次。一是加強腰背肌的鍛鍊，使椎間隙及纖維環、椎間韌帶發生旋轉、牽拉、產生周邊壓力，突出物易於回納，可使椎體關節回復解剖狀態，達到適應狀態。

　　反覆搓腰　將雙手放於兩側腰大肌處，由上向下、至下而上反覆搓腰10～15次，感雙側腰部發熱為度。

　　抬臀挺腰　仰臥於床上，兩手掌置於體側，屈兩膝，抬臀部，盡力向上挺腰，然後恢復仰臥位。反覆做50～100次。盡力做，但不能勉強。起落速度要均勻，也不能

憋氣做。

飛燕式鍛鍊　俯臥於床，先後做雙下肢交替抬舉，雙下肢同時抬舉，上半身後伸抬起，上半身及下肢同時抬離於床面等動作。上述動作各10餘次，每日堅持鍛鍊30分鐘。

飛燕點水法　患者俯臥，上肢後伸，頭與背盡力後仰，下肢後伸，全身翹起，腹部著床呈一弧形。

弓橋支撐法　患者仰臥，用雙手雙足撐起全身腰背，盡力離床後伸。

游泳是較適合腰椎間盤突出症患者的運動，除此之外，一些有氧訓練也是提倡的，如腳踏車訓練器、跑步機等運動。但只要症狀加重，就必須休息，待症狀好轉後方可再進行體育運動，切不可盲目堅持活動。

你知道嗎？

適合腰椎間盤突出症患者的伸屈活動

腰椎間盤突出症患者在臥床期間可進行下肢伸屈活動、上肢伸屈活動和握拳練習，逐漸加大屈曲度，並可進行直腿抬高練習，以鬆解和減少坐骨神經根的粘連。

腰椎間盤突出症的心理療法

1. 保持愉快心情的方法

心情好才有利於去除疾病，那麼，腰椎間盤突出症患者怎樣才能保持愉快的心情呢？

樂觀開朗地生活　養成樂觀開朗的性格，處世待人心胸開闊，寬厚待人，不要斤斤計較。要快樂地看待事物，不要只想著消極的方面，要使自己精神振作起來，努力使自己成為一個樂觀開朗、意志堅定的人。

安排好自己的生活　將自己的生活安排得緊湊多彩，這樣才能使人感到充實，輕鬆而愉快；這樣也易於消除煩惱、焦躁，以及對疾病的憂慮和擔心。

培養廣泛的興趣　如下棋、養花、閱讀、收聽廣播、看電視、聽音樂、奏樂曲、練書法、學繪畫、集郵、養觀賞魚、做手工藝品、參觀文娛晚會、打球、游泳、釣魚等，也可從事一些社會公益活動，可做一些家務勞動或一些輕體力勞動，如種樹或種植其他植物等，以此為樂，使生活處處充滿情趣，得到滿足。一個人有一兩種興趣和愛好，不但可以豐富生活，增進健康，而且還是一劑治療疾病的精神良藥。

主動與人來往　主動與他人來往有利於保持良好的心情。不妨經常與朋友在一起談心，或一起從事共同感興趣的活動；盡可能地擴充自己的生活領域，參加一切有益的社會活動，與各方面人員接觸，結交朋友，不能過封閉式

的生活。如不願與人交往，就會感到孤獨、鬱鬱寡歡。在交往中，相互交換觀點和想法，尤其把心裏話講出來，把不愉快的事講出來，既能解除內心的憋悶，又能得到別人的幫助、安慰和理解，心情就會好得多。

家庭和睦 夫妻之間和家庭成員之間應親密無間、和睦相處，經常交流，保持愉快的心情。

笑口常開 笑是生活中的親密夥伴，爽朗的笑、歡快的笑是心理健康的一個標誌。俗話說「笑一笑，十年少；愁一愁，白了頭」，可見笑對身心健康的重要性。笑會引起人的胸腹部、肺乃至肝臟等的短暫運動，具有清除呼吸系統的異物、刺激腸胃、加速血液循環、提高心跳頻率的作用，同時，可緩解緊張、厭煩、內疚和沮喪等消極情緒，減輕腰背的酸痛。

⊛ ⊛ ⊛ ⊛

閱讀、交談、怡人的香味，聽音樂，調整室內的光線和色澤等都是調整情緒的好辦法，腰椎間盤突出症患者不妨一試。

2. 克服急躁情緒的方法

腰椎間盤突出症是一種慢性疾病，病程較長，因此，在治療上也需較長的時間，才能顯出療效。幾乎所有患者都是求醫心切，希望醫生一劑藥、一根針就能把病治好。這種心情可以理解。

但有些患者經幾天的治療後，因效果不明顯便失去了

骨科病

信心，停止治療；有的又另換醫院，另投高明。還有的患者術後由於病程較長，或病情較重，一時恢復不了，而一同入院接受手術的患者卻很快恢復，此時，就最容易產生急躁情緒，有些患者甚至還臆測莫非手術沒有做「乾淨」？整天憂心忡忡，茶飯不思。

須知，醫生治療腰椎間盤突出症，要有一個觀察的過程，患者應耐心靜候，配合醫生進行診斷、治療；同時，各人的情況不完全一樣，過分急躁則會影響療效，切不可操之過急。只要注意休息，積極治療，並加強康復功能鍛鍊，經過一段時間，就可恢復。

● **那麼，如何克服急躁情緒呢？**

瞭解一些必要的醫學知識 腰椎間盤突出症患者經過治療後症狀緩解了，但並不等於病灶消失，並不能說「斷根」，一遇到外因刺激，還有可能復發，因此要有長期治療的思想準備。尤其要長期堅持進行腰背肌的鍛鍊，要始終抱著樂觀主義精神，正視人的一生總是在拼搏中度過的，其中也包括同病魔的搏鬥，抱著堅定的信念，心胸開闊，無憂無慮，定會早日康復。

變換生活方式 逐漸改變自己原有的生活方式，如轉變家庭氣氛，或是走走親戚，或是參觀旅遊，或是從目前還不大感興趣的體育運動開始，積極參加戶外活動和體育鍛鍊，就可以排除心中的煩悶，解除焦躁情緒。另外，改變髮型、裝束，也是一種改變自己原有狀態的方法。

自我安慰 焦躁、焦慮是由於擔心腰椎間盤突出症老治不好，或是擔心致傷致殘而產生的不愉快情緒，因此可

進行積極的自我安慰，「不用怕，該發生的遲早要發生，不會發生的擔心也是白擔心」，要徹底放鬆自己的身心。

自我調適 學會自我心理調節，提高心理承受能力。一個人對任何事都應拿得起、放得下。要穩定自己的情緒，可通過深呼吸、意守丹田、放鬆全身及其他體育鍛鍊方式來自我調適。

對於意料中肯定要發生的事情，即使我們知道結果是令人痛苦的，也應較為理智地去承受它。

你知道嗎？

不可忽視腰腿痛

千萬別忽視腰腿痛。許多人都認為腰腿痛不算病，放任自流。有些人認為自己的腰腿痛是其他疾病所致，當原發疾病治癒後，疼痛也會隨之消失，再加上也有一些患者會不治自癒，因此便認為腰腿痛不算病。

事實上，腰椎間盤突出症引起的腰腿痛不但算病，而且必須引起高度重視，嚴重者甚至引起癱瘓和大、小便障礙，嚴重影響生活品質。

骨科病

━━━━▪ 腰椎間盤突出症的中醫療法 ▪━━━━

1. 腰椎間盤突出症的中藥療法

我國傳統中醫認為，結合患者的具體病情，選用適當的中藥，可有效治療腰椎間盤突出症。

● **在選用中藥時，應把握中醫辨證施治的原則**

對發病早期及氣滯血淤明顯者：重用通經活血、舒筋止痛之藥，如當歸、丹參、牛膝、枳殼、三七、紅花、乳香、沒藥、川芎等。

對寒濕重者：應用健脾利濕藥，如乾薑、白朮、茯苓、甘草等；對風濕重者應用祛風除濕藥，如獨活、寄生、秦艽、防風、桂枝、細辛等。

對病程較長的患者：可選用一些補腎陽或腎陰藥，如桑寄生、熟枸杞子、女貞子、補骨脂、旱蓮草等。

● **適合腰椎間盤突出症的中成藥**

腰痛寧：每粒膠囊0.3克，每次2粒，每日3次，用黃酒沖服，連服1個月為1個療程。此藥具有活血化淤、通絡止痛的作用。主治腰椎間盤突出症引起的腰腿疼痛、坐骨神經痛等。用量過大或敏感體質者可出現舌麻及胃腸道不適。孕婦及哺乳期婦女慎用。

野木瓜片：每片含野木瓜生藥3克，每次1片，每日3次，內服。具有舒筋活絡、通絡止痛的功效。主治坐骨神經痛、三叉神經痛、腰腿痛等。

　　抗骨增生膠囊：每粒裝0.3克，每次5粒，每日3次。
補腰腎、強筋骨、活血、利氣、止痛。適用於腰椎骨質增
生痛、頸腰綜合徵、腰椎間盤突出引起的坐骨神經痛。

　　大活絡丹：每次1丸，每日2次，陳酒送下。能行氣活
血，通利經絡。主治跌打損傷後期筋肉攣痛及痿痹等，也
用於治療腰椎間盤突出症引起的腰痛和坐骨神經痛。

　　活血止痛膠囊：每粒0.25克，每次6粒，每日2次。能
活血散淤、消腫止痛。適用於腰椎間盤突出症引起的坐骨
神經痛以及淤血腰痛、腰扭傷、跌打損傷等。孕婦禁用。

　　楊辣子膠囊：每粒含生藥0.3克，每次2粒，每日3
次，飯後服用。具有抗炎鎮痛、解痙和助消化等作用。適
用於風濕類疾病及各類腰椎間盤突出症患者。

　　● **穴位敷貼法對治療腰椎間盤突出症具有一定的
效果**

　　其方法是將所用鮮藥搗爛成膏，或將乾藥研成細末，
以水、酒、醋、蜜、香油或凡士林等調勻，直接敷貼於
穴位，透過皮膚，直達經脈。由於經絡有內屬臟、外絡
肢節、溝通表裏、貫串上下的作用，使藥氣(藥效)攝入人
體，以達到治療疾病的目的。

　　腰椎間盤突出症常用的敷貼穴位有：腰椎夾脊壓痛
點、臀部痛骶髂關節處、環跳、殷門、承山等處。

　　腰椎間盤突出症常用的外敷中藥有活血化淤、溫經散
寒類及祛風除濕類中藥，如乳香、茴香、麻黃、馬錢子、
生草烏、生川烏、骨碎補、杜仲、桃仁、紅花、川芎、當
歸等。

骨科病

不管採用哪種中藥治療腰椎間盤突出症，都應在醫生的指導下進行，不可自行用藥。

2. 適合腰椎間盤突出症的推拿療法

治療腰椎間盤突出症，推拿療法有一定的作用，被廣泛應用。不過，用推拿療法治療腰椎間盤突出症，應根據患者病情發展的不同階段，選用合適的手法。

急性期 常用的推拿手法有法、揉法、推法、按法等，主要目的在於緩解肌肉痙攣，減輕疼痛，促進局部血液循環，以利炎症吸收。

在腰椎間盤突出症急性發作時，臥床休息是緩解症狀的一個簡單而有效的措施，治療後應儘量臥床休息。在發病1～2週後是治療的主要階段，除選用擴法、揉法、點法等一般手法緩解疼痛外，還應配合徒手牽引及各種扳法等特殊療法，以促進突出物回納，鬆解粘連，緩解神經根受壓狀態。但在腰椎間盤突出症的急性發作期，採用推拿要十分小心，手法不宜太重。如果手法過重，方法不得當，不但會加重神經根的水腫，而且會使破裂的椎間盤釋放更多的化學刺激性物質，加重炎性反應，使疼痛更加嚴重。

緩解期 對於患腰椎間盤突出症時間較長、病情相對穩定、無明顯馬尾神經受壓症狀患者，適當選用擴、揉、點、按及腰部斜扳等手法，可起到治療疾病與預防疾病復發的作用。

專 家 提 示

脊柱結核和腫瘤患者，嚴重內臟疾病、體質虛弱者，病變椎間融合或有骨橋形成者，孕婦，下肢癱瘓、大小便失控以及骨質疏鬆等患者，不適合推拿按摩療法。

3. 腰椎間盤突出症的按摩療法

用按摩療法治療腰椎間盤突出症時，可按下面的方法進行操作。

放鬆腰肌 患者俯臥位，醫者以掌指關節為著力點，施㨰法於患側腰骶部、臀部及下肢後外側，來回操作5分鐘，並在腰臀部痛點處重點操作，以放鬆肌肉。

指推腰骶 以大拇指與食、中、小指相對附著，做四指推法於雙側腰骶部、臀部及下肢，共治療8分鐘。

點按穴位 雙手大拇指交疊點按腰骶部的腎俞、大腸俞、夾背、環跳、秩邊、風市、委中、陽陵泉、承山、懸鐘等穴各15～20次。

彈撥腰肌 雙手大拇指重疊，在腰骶部疼痛點上做與腰肌纖維垂直方向彈撥10～15次，力量以患者能忍受、不引起劇烈疼痛為限度。

掌揉腰骶 以掌根或掌部小魚際為著力點。緩慢而有力地按揉腰骶部3分鐘。

掌擦腰及下肢 在腰部塗抹紅花油或其他類似的推拿介質，以小魚際部著力，來回推擦腰骶部及下肢後外側，

骨科病

以患者感到溫熱為度。

每日治療1次，每次20～30分鐘，15次為1個療程，一般需治療3～5個療程。

專 家 提 示

如果腰椎間盤突出症患者經多次按摩沒有效果，要去醫院進一步檢查，如沒有更好的治療辦法，可考慮手術治療。

你知道嗎？

腰椎間盤突出症患者如何用搓法按摩？

腰椎間盤突出症患者的自我按摩方法包括搓法、捏、摩、叩、抓、搓摩、仰臥擺腰、牽引腰椎等手法。搓法是患者端坐，兩腳並立，與肩同寬。雙手對搓10次，待發熱後緊按兩側腰眼處（第3腰椎棘突左右各3～4寸的凹陷處）。稍停片刻（3～5次呼吸），兩手掌順著腰椎兩旁，上下用力搓動，向上搓到兩臂後屈盡處，向下搓到尾骨下的長強穴（尾骨尖與肛門之間）。連續3次。

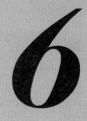

威脅老人健康的意外
——骨折

　　老人是骨折的高危人群，調查研究發現，60歲以後，骨折發生率每增加10歲就增加一倍；70歲以上的老人中，33％的女性、17％的男性會發生骨折。骨折嚴重影響老人的生活品質，使其活動受限。老人骨折後，很容易對自己的身體喪失信心，人格變得卑微低下，對生活缺乏激情，對未來沒有信心，甚至想到死亡。因此，為了自己的健康和美好的生活，老人有必要瞭解骨折常識，做好骨折防治工作。

怎樣判斷自己是不是骨折了？

骨折是日常生活和勞動中經常遇到的問題，那怎樣才能判斷出自己是不是骨折呢？

人在骨折後，常常出現下面這些症狀。

一般表現 骨折後可能出現發熱、休克、昏迷、呼吸困難、腹脹、食慾缺乏等；局部表現有骨折局部腫脹，皮下淤斑、血疱、疼痛、功能障礙等。

特殊體徵 骨折處可能出現高凸、凹陷、彎曲、成角、縮短或特殊畸形等。

當自己出現上述情況中的任何一種時，都應考慮到是否骨折，應馬上就醫，以免貽誤病情。

● 掌握骨折常識 ●

1. 骨折及其自我診斷

許多人認為骨折就是骨頭斷了，其實不然，如有的人僅為骨裏面的骨小梁發生斷裂，表面看不出骨折；又如小孩的骨骺分離及老年人因骨質疏鬆導致椎體壓扁，都叫骨折。所謂骨折，是指骨或骨小梁的連續性和完整性遭到破壞。

如果懷疑自己骨折了，應前往醫院拍攝X片確診。骨折應由醫生做出診斷，但當遇到某些突發事件來不及去醫

院時，可自己先判斷和做相應處理，然後去醫院診治。

那麼，怎樣自我判斷是不是骨折呢？

瞭解自己的受傷情況　應瞭解受傷的原因，外力的大小、方向、性質及其作用的部位，受傷時的姿勢等，充分估計傷情。

瞭解受傷後的表現　骨折部位可出現不同程度的疼痛，直接壓痛或間接壓痛（如叩擊足跟部大腿受傷部位疼痛）；明顯腫脹，甚至皮下淤斑，嚴重腫脹時可出現水疱、血疱；骨折斷端相互觸碰或摩擦可產生摩擦音；完全性骨折時斷端移位可出現畸形，在骨的表淺部位，可觸及骨折端等。

　　自我判斷為骨折後，自己不可輕易移動，應大聲求救或撥打求救電話。

2. 骨折後的現場救護

骨折現場救護的目的是搶救生命，保護傷肢，安全迅速地送到醫院，以便及時妥善處理。發生骨折後一定要及時去醫院診治，及時治療。遇到骨折應遵循以下原則。

迅速診斷　瞭解和檢查傷情，迅速進行診斷。

搶救生命　對嚴重損傷、多發性骨折、骨盆骨折、合併有其他臟器損傷的患者，若有休克或昏迷的發生，應及早處理，以搶救生命。

止血　若有內、外出血，應立即加以控制，以防出血

加重。一般傷口出血可加壓包紮；四肢大出血，則使用橡皮帶或布帶等止血帶止血。

創口包紮 及時妥善地包紮傷口，以達到壓迫止血、保護傷口、防止感染的目的。

現場固定 現場救護時，對骨折的肢體可用木板、工具把柄、槍托或樹枝簡單而妥善地固定起來。

迅速運送 經妥善固定處理後，將患者迅速運送到醫院，運送時力求平穩、舒適、迅速、不傾斜、少震動。有開放性傷口者，應力爭在6～8小時內送到醫院。

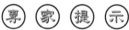 **專 家 提 示**

如果骨折後有明顯外傷，應馬上將患者送往最近的醫院。在運送過程中，注意止血，注意保護好傷口，避免二次污染。到醫院後，對開放性骨折的患者應及時注射破傷風抗毒素。

3. 瞭解骨折的類型

骨折的分類方法包括以下幾種。

按骨折處是否與外界相通可分為：閉合性骨折（無表皮傷口）和開放性骨折（有傷口，骨頭露在傷口外面）。

按骨折的損傷程度可分為：單純骨折（只有骨折，其他組織未損傷）和複雜骨折（合併有血管、神經損傷者）；不完全骨折和完全骨折。

按骨折線的形態可分為：橫形骨折、斜形骨折、螺旋形骨折、粉碎性骨折（骨頭碎成3塊以上者），嵌插骨

折、壓縮骨折（骨鬆質像麵包一樣被變形）、縫骨折、青枝骨折（像柳樹枝折斷一樣，一側斷裂而另一側尚連續）、骨骺分離。

按骨折整復後的穩定程度可分為：穩定骨折和不穩定骨折。

根據骨折後就診的時間可分為：新鮮骨折（2～3週）和陳舊性骨折（3週以上）。

按受傷前骨骼是否正常可分為：外傷性骨折（原來骨頭沒病，僅僅因受傷而發生骨折者）和病理性骨折（骨骼先患病，在外力打擊下又發生骨折）。

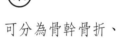

骨折按發生部位分類，可分為骨幹骨折、關節內骨折及骨骺損傷等。

4. 引起骨折的常見原因

引起骨折的常見原因有以下幾種。

外力傷害　這是造成骨折的主要原因，包括從事工農業生產勞動、交通運輸、日常生活、體育運動或戰場上所遭受的各種外力打擊等。造成骨折的外力按性質不同可分為直接暴力、間接暴力、肌肉牽拉力和積累性力（又稱持續勞損或疲勞骨折）四類。

如車禍、機器絞軋等造成的骨折多屬於直接暴力類，這種骨折都發生在外來暴力直接作用的部位；人跌倒時手掌撐地，引起手腕或手臂骨折等，屬於間接暴力類；體育

骨科病

訓練中單槓上拉或投彈，如果肌肉牽拉急劇而不協調，發生撕脫性骨折，則屬於肌肉牽拉力類；如果長時間超強度訓練，使骨內應力集中積累，造成慢性損傷性骨折，持續過量負重造成椎體壓縮骨折等，屬積累性力類骨折，這類骨折可發生在全身所有的骨骼，而以第2、3蹠骨頸或脛、腓骨幹下1/3處以及脛骨較為多見。

常見的內因　骨折還與患者年齡、性別、職業、工種、局部解剖結構、骨骼病變有一定關係，尤其是骨骼病變，如脆骨病、骨髓炎、骨結核、骨腫瘤等，當病變發展到一定程度，骨質遭到嚴重破壞，常常遭受輕微外力就會斷裂而發生骨折。

專家提示

人們一年中應做一次骨骼檢查，瞭解自己骨骼的基本情況，發現病變後，要及時治療，防止出現更嚴重的傷害。

你知道嗎？

老人為什麼在冬季最易骨折

老人在冬季最易發生骨折。這是因為老人在冬季特別容易出現骨質疏鬆症。冬季氣溫下降，日照時間短，老人戶外活動減少，紫外線照射不足，體內幫助鈣質吸收的活性維生素D轉化減少，引起鈣吸收不良，加重骨質疏鬆過程，骨骼強度和剛度下降。此外，冬季跌倒損傷的機會增多。老年人體質下降，運動系統退化，肌肉萎縮，缺乏力

量，且視野變小，視力和聽力下降，神經系統體位元反射速度遲鈍；天冷防寒，穿衣臃腫，行動不便；加上雨雪天氣多，路面積雪或結冰、光滑難行，容易發生跌倒損傷。

避免骨折，重在預防

1. 預防骨折從增強體質開始

隨著年齡的增長，老年人會出現肌力衰退、下肢無力、走路不穩、反應遲鈍的現象，再加上骨質疏鬆，因此極易發生骨折。骨折會給老年人帶來許多不便和痛苦，因此，老年人可採取下面這幾種方法來增強自己的體質，預防骨折。

科學鍛鍊　適當的體育鍛鍊和體力活動可改善機體心肺功能，提高關節韌帶的彈性，保持中樞神經系統的敏捷性，增強消化能力，避免骨質疏鬆症。老年人預防骨折的最理想的運動是擴胸、伸屈脊柱、散步、慢跑、打太極拳、做廣播操等運動方法。

多曬太陽　老年人可多進行一些戶外活動，在活動中可接觸更多的陽光，陽光能促進鈣磷代謝，從而可預防骨質疏鬆症。

保證充足的休息　老年人要保證充足的休息，減少疲勞，例如可每天午休、延長夜間睡眠時間，以維持充沛的體力和精力，從而可降低外傷發生的可能。

攝入充足的營養　老人的飲食一定要富含營養，平時

骨科病

可多吃一些含鈣豐富的食物，如牛奶、魚類、豆製品、蛋類、蔬菜等；糾正偏食習慣；多食粥、湯等易消化的食品，多選擇燉、蒸、煮等烹調方式，少食炒、溜、煎、炸食品，少食生冷油膩、乾硬的食物；可經常食大豆、枸杞子以及羊肉、鱉肉、龜肉等補益肝、腎類的食物。

適量服用保健品或保健藥　可適量服用抗衰老類藥物，如維生素D、鈣劑，必要時可使用性激素，但要在醫生指導下應用，並嚴格控制用藥劑量與用藥時間。還可常服補益肝腎、強筋壯骨類中藥，如六味地黃丸、杞菊地黃丸、龜鹿二仙膏等。藥物選擇宜少而精，反對大劑量服用多種藥物。

積極治療常見老年病　有不少老年病，如帕金森氏症、腦血管疾病後遺症等中樞神經系統疾病以及下肢肌肉、骨與關節的病變或發作性昏厥、眩暈症等，均可使老年人步態不穩，隨時可能發生跌倒而骨折，應積極治療這些老年常見病，尤其是腦血管病及心血管病。

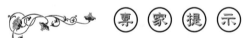

專 家 提 示

　　老年人要意識到自己老了，活動時應量力而行。要勇於正視自己的衰老，可在拐杖或者助步器的幫助下行走。

你知道嗎？ - - - - - - - - - - - - - - - ●

防骨折應少喝可樂

要預防骨折，在日常生活中應該少喝可樂。因為可樂

含磷酸比其他汽水要高一些,過量飲用可樂會導致骨質流失。

2. 日常生活中注意安全

調查研究表明,60歲以上因骨折住院的老年患者中,有70%是在日常生活中因不注意安全而跌倒摔傷所致。因此,老年人在日常生活中一定要注意安全問題,防止跌倒摔傷。要做到這一點,老年人應注意以下事項。

避免夜間上廁所 老年人起夜時,腦子往往迷迷糊糊,不是十分清醒,加之許多家庭的衛生間佈局不合理,放置東西過多,導致許多老年人上衛生間時摔倒。為了減少這一現象,那些患有白內障、青光眼等視力疾病的老人,患有帕金森、脊髓性頸椎病、腦血管病後遺症等神經內科疾病的老人,以及需要服用安眠藥才可以入睡的老人,睡前最好在床邊放上接便器,避免夜間去衛生間上廁所。

及時清除家居障礙 有老年人的家庭儘量不要鋪地毯和地板革,因為接縫處有可能絆腳;折疊椅子放置不當也有可能絆倒人;茶几和長腿沙發設置的障礙有如絆馬索,最好搬走;老年人踏上沾水的衛生間腳墊,有可能滑倒;有的老年人喜歡踩在浴缸底沐浴,光滑的缸底也容易讓人摔倒……這些問題都應想到,要及時清除安全隱患。

老人生活起居應謹慎 老年人居住的地方地要平,傢俱要簡單並靠牆擺放,東西不要放在老年人經常進出的地方,以免絆倒;洗澡要坐在凳子上,不要單腿站立穿褲

骨 科 病

子；上下樓必須手扶欄杆，踩穩樓梯；床鋪不宜高，夜間起身時必須開燈，先在床上坐一會兒再下地，若猛然起床下地，易發生體位性低血壓，致暈倒受傷。

外出注意安全 外出走路要當心。老年人鞋底不宜滑，以手杖輔助行走為宜，雨天地面積水時不宜外出。

專 家 提 示

在日常生活中，老年人鍛鍊時應選擇人少安靜的地方；外出時選擇適宜的交通工具，避開交通高峰，並最好有人陪同扶持；上街時最好不要騎自行車，不要到擁擠的公共場所。

◆ 科學治療骨折 ◆

1. 治療骨折的原則

治療骨折一般以動靜結合、筋骨並重、內外用藥、醫患合作為原則，透過正確的復位、良好的固定、積極的功能鍛鍊和適當的用藥，使骨折及時癒合並恢復功能。

正確復位 骨折患者應爭取在傷後1～4小時內，把骨折一次整復成功。復位主要是以手法或手術糾正斷端的各種移位，力爭恢復原來的解剖位置，即達到解剖學復位。若較難，則至少應達到功能復位。功能復位的要求是對線良好，且無旋轉和成角畸形。

局部外固定 是使復位的骨骼維持在良好的位置，直

至骨折癒合。局部外固定常有小夾板固定法、石膏固定法、持續牽引固定法、手法復位內固定法等。

及時恰當的功能鍛鍊　及時恰當的功能鍛鍊對肢體血運、關節、骨折癒合有積極影響。在骨折整復之後，應在不同時間用不同的方法進行練功活動，次數由少到多，時間由短到長，幅度由小到大，循序漸進，持之以恆。

內外辨證用藥　內服藥早期以活血化淤為主，中期以接骨續筋為主，晚期以補肝腎、養氣血、強筋骨為主。外用藥早期可外敷消腫藥膏，初步癒合時可用藥薰洗患部。骨折已臨床癒合，若發生關節活動受限、肌肉僵硬、肌腱粘連時，可用洗藥或熨藥治療。

　　骨折後1～2週，患者的功能鍛鍊應以患肢肌主動舒縮活動為主；骨折2週以後，可開始進行骨折上、下關節活動，以防肌萎縮和關節僵硬；當骨折已達臨床癒合標準，外固定已拆除，此時是功能鍛鍊的關鍵時期，一定要堅持鍛鍊。

2. 骨折後的治療方法

不同部位的骨折，其治療方法不同。下面分別介紹。

末節指骨骨折的治療方法　如果沒有外傷傷口，可做些簡單的夾板固定，但絕不能太緊；如果末節手指嚴重腫脹、疼痛劇烈，則可施行指甲下穿刺放血；如果無明顯移位，指甲還在，則無須做特別處理；如果受傷嚴重，指甲

翻起，軟組織破損，則必須去醫院診治。手指骨折一般在3～4週後，腫脹消退，疼痛消失，骨折臨床癒合。粉碎性骨折或合併肌腱損傷要延長至6週後。

中節或近掌指骨骨折的治療方法　可用手法復位完成外固定。但對粉碎性、長斜形或螺旋形等不穩定性的骨折必須用手術復位、鋼針內固定加石膏或夾板外固定治療。

掌骨（第2～5指）骨折的處理方法　應儘量做到解剖對位，可用手術復位、鋼針內固定，或簡單外固定及手指牽引，並早期進行功能練習。

橈骨遠端骨折的治療方法　最佳治療方案是閉合手法整復，石膏或小夾板外固定加功能練習。但對於累及關節面的粉碎性骨折，且嚴重移位或下尺橈關節脫位，經手法復位失敗者，仍應採用手術內固定治療。多數外國學者近年來主張，凡是有移位的橈骨遠端骨折均應行手術復位、鋼板內固定治療。

前臂尺、橈骨幹雙骨折的治療方法　凡手法復位失敗者，或伴有開放性骨折、陳舊性骨折者，均應採用手術切開復位、內固定的方法。

鎖骨骨折的治療方法　成年人鎖骨骨折後容易癒合，對於有移位的骨折，通常採用非手術療法。一般手法復位後，進行「8」字石膏或繃帶外固定，或雙圈法固定，但應注意鬆緊適度，不能太鬆或太緊。在固定期間應進行功能練習，可練習握拳、屈肘、雙手叉腰等動作。6週後可解除固定裝置。對於開放性的鎖骨骨折，且合併有鎖骨下的血管神經損傷者，可進行手術治療，一般採用鋼板內固定或髓內釘治療，術後仍需「8」字石膏或繃帶固定4週。

肩胛骨骨折的治療方法 一般採取非手術療法。對於無移位或輕度移位的肩胛骨骨折,用三角巾懸吊患肢或貼胸位固定患肢3～4週即可;即使是粉碎性肩胛骨骨折,適當延長固定時間,也能獲得滿意的治療效果。

髖臼骨折的治療方法 無移位的髖臼骨折僅需臥床休息,可進行皮牽引或骨牽引,在牽引下進行早期功能鍛鍊,6～8週後去除牽引。有輕度移位的髖臼骨折可用雙向牽引法進行牽引,即在股骨遠端橫向打入一根鋼針,沿下肢方向進行牽引;再在股骨近端由外向內打入一枚螺絲釘,向外側牽引,兩者牽引的合力方向與股骨頸方向一致,牽引重量一般各為10公斤。經X片檢查如已復位,可在3～4週後先去除側向牽引,縱向牽引應維持8～12週,並在牽引期間早期時進行髖關節功能鍛鍊。嚴重移位者,應進行手術復位,用鋼板、螺釘等進行內固定。

股骨頭骨折的治療方法 股骨頭骨折合併髖關節脫位,應在適當麻醉下,進行手法復位,經X片證實復位良好後,繼之進行患肢皮膚牽引6～8週。若閉合復位失敗,應及時做切開復位,螺絲釘內固定,並清除關節腔內任何細小碎骨片。對於粉碎性的股骨頭骨折,可選擇人工股骨頭置換術,或在後期進行人工髖關節置換術。

股骨粗隆部骨折的治療方法 這個部位的治療方法有持續牽引治療和手術治療兩種。持續牽引治療包括皮膚牽引和骨牽引,皮膚牽引適用於無移位的穩定型骨折,牽引時間8週左右。骨牽引適用於各種類型的股骨粗隆部骨折,骨牽引6週後,再調換皮膚牽引6週。手術治療適用於不穩定型骨折、且不能耐受長期住院牽引治療者。多數患

骨科病

者能在X光線透視機監視下進行閉合重定和內固定，只有少數患者需要進行切開重定和內固定。

股骨幹骨折的治療方法 首先應注意合併損傷的處理和休克的防治。成人隨股骨骨折部位及性質不同可採用不同的方法治療，如下肢持續骨牽引、閉合復位，小夾板固定適用於各種股骨幹骨折。一般骨牽引4～6週後，改為皮膚牽引及小夾板固定4週左右，然後下床活動。一般使用骨折復位固定器（外固定支架）復位固定或切開復位固定。

趾骨骨折的治療方法 一般採用手法復位，鄰趾固定或石膏靴固定3週，早期進行功能練習，少數不穩定骨折或涉及關節內骨折，復位後對位不佳者，也可採用切開復位、克氏針內固定治療。

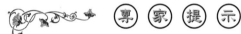

專 家 提 示

在骨折的治療過程中，還可採用物理療法。這種療法可促進血液循環，加速病理產物和代謝產物的吸收排泄，對神經系統有雙向調節作用，有利於關節、骨骼、肌肉功能的恢復。

你知道嗎？

骨折患者癒合慢時應該怎樣處理？

如果骨折癒合時間超過正常癒合時間2倍以上，就被稱為癒合慢。為加速骨折癒合，可採用下面的方法：調整外固定，如可把石膏固定改為小夾板，不超過關節固定等；患者可在醫生的指導下，儘早進行功能鍛鍊，以加快

血液循環，刺激骨痂生長；延長固定時間，以避免意外再損傷；服用藥物，可重用補肝腎、壯筋骨的中藥，如杜仲、川斷、寄生、熟地黃、補骨脂等；叩擊，可沿肢體縱軸方向叩擊，如下肢骨折行足跟叩擊等；補鈣，例如可多喝骨頭湯，多吃高鈣食物，多曬太陽。

日常生活中要做好骨折護理

1. 老年骨折患者家庭護理重點

如果家中有老年骨折患者，進行護理時一定要注意下面這幾個護理重點。

患者應繼續牽引　讓患者保持平臥體位，抬高腳，腳尖朝上，足跟懸空，由骨科醫生負責牽引，以保證牽引合理、到位。

預防褥瘡　如果骨折患者長期臥床，會使局部組織受壓，血液循環發生障礙，產生褥瘡。牽引期間，應每隔兩小時幫助患者更換體位一次，夜間亦要每3～4小時更換體位一次。同時用50%酒精對受壓部位進行按摩，改善局部血液循環，以預防褥瘡發生。

預防墜積性肺炎　長期臥床會使骨折患者的肺活量減小，使支氣管分泌物墜積於肺底，若合併感染則會引起墜積性肺炎。因此，在幫助老人翻身的同時還要幫助其捶背，並不斷鼓勵老人做深呼吸來增加肺活量，便於痰液排出，保持呼吸道通暢，防止發生肺炎。

防止出現便秘　老年患者應多吃新鮮蔬菜及含纖維

骨科病

素多的食物，保持每1～2天排便一次，如果3～4天未解大便，可服用緩瀉藥如潤腸丸等。如果患者有便秘習慣，要進行日常生活調治，每日清晨空腹喝一小杯淡鹽水，每日睡前喝一杯蜂蜜麻油水，這樣堅持下去，可使便秘得以逐漸消失，保持大便通暢。

防止出現泌尿道感染　許多骨折老人由於長期臥床，大小便需要別人照顧，他們往往害怕麻煩別人而不敢多喝水，結果很容易引起泌尿系感染，特別是女性感染率更高。因此，家人應鼓勵患者多喝水，每日應攝入2000毫升以上，以增加排尿量，清潔尿道，預防感染。

防止出現關節攣縮　老年骨折患者臥床期間應保持適當的床上運動鍛鍊，防止發生肢體廢用性萎縮及關節攣縮。此外，要注意保持各關節功能位置，特別是患肢應始終處在功能狀態下，這樣才不至於在骨折癒合後無法站立起來。

防止出現抑鬱症　由於骨折，老人生活不能完全自理，需要他人照顧，許多老人常常會因此而情緒低落，產生抑鬱心理。所以，家人一定要關心和照顧好患者，尤其是子女要體貼老人，如果能讓老人保持較好的心理狀態，精神上愉快、穩定，就可極大地促進骨折癒合，縮短臥床時間，早日康復。

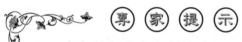

専 家 提 示

　　老年骨折患者所住的臥室要保持空氣新鮮，定時通風換氣，這不僅有利於患者的呼吸道清潔，還有助於老人保持精神愉悅。

2. 骨折患者安度盛夏的方法

炎炎夏日，天氣悶熱異常，老年骨折患者該如何治療和康復呢？

對患肢進行保護　患者可以不用住院，做過石膏或夾板固定後的患者先要看手指或腳趾有無淤血發紫，每隔一兩個小時就應看一次。觀察受傷肢體的末梢血液循環有無障礙，用指尖輕輕按壓指（趾）甲，若放鬆後很快充血紅潤，說明末梢循環良好，否則應引起警惕。然後，要試著扳動傷肢的手指或腳趾，看有無劇痛。若發現皮膚起水疱、感覺減退，可立即自行解除石膏、夾板，並儘快到醫院復診，以防肢體壞死。由於老年人血管彈性差，對疼痛不敏感，尤其要注意這一點。

攝入營養合理　骨折患者應選擇高蛋白、高脂肪、高碳水化合物的食物，同時也應食用一些富含維生素和礦物質的食物。因為這些食物有利於骨折的修復和癒合。

進行適當的功能鍛鍊　骨折患者在復位後4～5天腫脹開始消退，這時就應開始功能鍛鍊了。功能鍛鍊要遵循「動靜結合」的原則。疼痛減輕後早期以靜為主，即肌肉的靜態運動或等長收縮。中期動靜結合，即下肢骨折者進行抬臀、挺腰及大腿肌肉的收縮，踝關節背屈鍛鍊；上肢骨折者以充分握拳、鬆拳、吊臂、提肩動作為主。後期以運動為主，外固定解除後，加強傷肢各個關節的主、被動活動，避免關節僵硬以及肌肉萎縮。

注意防暑降溫　盛夏時節天氣炎熱，患者最好在24℃～26℃的空調房間休息，若覺得悶熱，可加一個風

骨科病

扇,促進空氣流通。石膏、夾板固定時間較長後,裏面的皮膚往往積下一層老皮及污垢,讓患者感到發癢不適。盛夏因出汗較多,發癢情況可能會更為明顯。切忌搔抓,以免引起潰爛感染。鋼針留在皮外者,要用75%的酒精滴針眼消毒。每日2～3次,以防感染。

由於骨折患者洗澡不便,可進行擦浴。襯衣褲要經常更換,保持皮膚清潔,衣袖及褲管應寬鬆。換衣服時,應先脫健側,先穿患側。

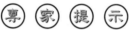

專 家 提 示

在炎炎夏日,骨折患者可每日食用1～2瓶牛奶、1個雞蛋、50克豆製品、100克魚肉、100克瘦肉、蔬菜水果適量、7～8杯水。

你知道嗎?

怎樣減輕骨折疼痛?

為了減輕患肢腫脹和疼痛程度,骨折患者應抬高枕頭(至少高於心臟水平),以利靜脈回流。上肢骨折患者可用三角巾懸吊,屈肘90°,保持功能位;下肢牽引者宜用加厚加長枕頭抬高30°,以外展中立位為宜,為保證有相應的抗牽引力,必須取頭低腳高位。

── 選對食物，助骨折儘快癒合 ──

1. 骨折患者的飲食原則

飲食對骨折患者來說非常重要，合理的飲食有助於骨折患者的恢復，而不合理的飲食可能會使骨折雪上加霜，加重患者的病情。在日常飲食中，骨折患者應遵循以下原則。

合理搭配　只有做到各種食物合理搭配，才能得到各種不同的營養物質，以滿足人體的生理需要，從而增強抵抗力，促進骨折癒合。應注意食品的配比構成，做到主、副食搭配，葷、素調配，花色品種搭配等。

烹調方法合理　合理的烹調可使食物色香味俱全，既可增加食慾，又有益於疾病的康復。一般提倡食物溫熱、熟軟，以利於消化；而生冷、黏硬的食物不易消化，骨折患者應少吃。寒為陰，熱為陽，辛甘味多為熱性，酸苦鹹味多為寒性，烹調食物時要調和寒熱。體質偏寒者，烹調食物宜多用薑、椒、蔥、蒜調味；體質偏熱者，則少用辛辣之品，多食用清淡、寒涼之物，如素菜、水果、瓜類等。寒性食物，加入胡椒、花椒、茴香、八角、乾薑、肉桂等辛辣的調味品，可克制寒性太過，如炒苦瓜時加入少量辣椒，可防苦瓜寒涼太過；烹調魚蝦、蟹等寒性食物，佐以蔥、薑、酒類等溫性調味品；熱性食物，加入青菜、冬瓜、青筍等甘潤之品，則可緩和食物熱性之過，如在火鍋中加入冬瓜、蘿蔔、皮蛋等。

飲食有節　這主要是指進食要定時定量。進食應饑飽

適中，不宜過飽，過飽損傷胃腸；但飲食也不宜過少，過少則會造成營養不足。飲食定時，才能保證消化吸收功能有節奏地進行，否則會損害健康。

飲食有方　一日三餐中，早餐宜好，中餐宜飽，晚餐宜少。一年四季應順時而宜，春季宜扶助陽氣，多食蔥、棗、花生之品；夏季陽氣盛而陰氣弱，宜少食辛甘燥烈之品，多食甘酸、苦味；秋季多燥，宜少食辛辣之品，多食蜂蜜、芝麻、蘋果、乳品等；冬季寒冷，宜進補品，如宜食羊肉、甲魚、龜等。進食時應細嚼慢嚥，食物應清潔衛生。

總之，骨折患者飲食的原則為：飲食適量，軟硬適宜；冷熱適中，飲食清潔；合理搭配，營養豐富；定時進餐，不宜偏嗜。

專 家 提 示

　　食物的五味指酸、苦、鹹、辛、甘等味道。五味調和，有利於健康；五味過偏，則不利於疾病康復。骨折患者宜吃五味調和的食物。

2. 適合骨折患者的食物

骨折患者選擇適當的食物進行食療，這樣有助於自己的康復。那麼，哪些食物適合骨折患者呢？

清熱解毒食物　如苦瓜、西瓜、松花蛋、荸薺、番茄、芹菜、絲瓜、綠豆、紅豆、菠菜根、蘆根、馬齒莧、油菜、茶葉、蜂蜜、冬瓜、黃瓜等，局部紅、腫、熱、痛或傷口感染的患者可以多吃此類食物。

健脾和胃類食物 這類食物包括包心菜、豬肚、牛奶、柚子、板栗、大棗、粳米、玉米、扁豆、無花果、胡蘿蔔、醋、芫荽、生薑、烏梅、雞內金、麥芽、陳皮等。花椒、茴香、蔥、蒜、山楂、茶葉等，適用於胃腸功能欠佳而食慾不好、食量少的患者。

促食類食物 如蔥、薑、蒜、韭菜、芫荽、胡椒、辣椒、八角茴香等，這類食物有增強食慾、促進消化的作用。

消導類食物 如蘿蔔、山楂、茶葉、麥芽、雞內金等，適用於飲食積滯、消化不良的患者。

祛風濕類食物 如櫻桃、木瓜、五加皮、薏苡仁、鵪鶉、黃鱔、雞血等，適用於風濕引起的關節疼痛者。

利水消腫類食物 如玉米、玉米鬚、紅豆、黑豆、綠豆、西瓜、西瓜皮、冬瓜、冬瓜皮、葫蘆、白菜、鯉魚、鯽魚等，適用於小便不利或肢體腫脹等情況的患者。

通便類食物 如菠菜、竹筍、番茄、香蕉、蜂蜜、核桃仁、芝麻、松子、柏子仁等，適用於出現大便不暢、便秘的骨折患者。

溫裏類食物 如辣椒、胡椒、花椒、小茴香、八角茴香、丁香、薑、蒜、蔥、韭菜、刀豆、羊肉等。

活血類食物 如桃仁、菠菜、山楂、慈姑、酒、醋等，適用於外傷有淤血者。

止血類食物 如黃花菜、板栗、茄子、黑木耳、烏梅、香蕉、萵苣、枇杷、藕、槐花、花生內衣、豬腸等，適用外傷後創口滲血不止者。

補血類食物 如桑葚、荔枝、松仁、黑木耳、菠菜、

骨科病

胡蘿蔔、豬肉、羊肉、牛肝、羊肝、甲魚、海參、桂圓、紅棗等，適用於血虛的骨折患者。

補氣類食物 如糯米、小米、山藥、馬鈴薯、大棗、胡蘿蔔、番茄、豆腐、雞肉、鵝肉、鵪鶉、牛肉、兔肉、狗肉、青魚、鱔魚等，適用於長期臥床及氣虛的骨折患者。

助陽類食物 如枸杞苗、枸杞、韭菜、韭菜籽、核桃仁、核桃、泥鰍、花生、刀豆、羊乳、羊肉、鹿肉、鴿蛋、鮮肉、海蝦、蠶蛹、烏龜肉、海參等，適用於畏寒肢冷或骨折癒合緩慢者。

滋陰類食物 如銀耳、黑木耳、大白菜、葡萄、桑葚、牛奶、甲魚、蛋黃、烏魚、烏賊、芝麻、鰻魚等，適用於骨結核等陰虛的骨折患者。

澀腸止瀉類食物 如大蒜、馬齒莧等，適用於熱性泄瀉的骨折患者；焦山楂、焦麥芽、焦穀芽等，適用於傷食泄瀉的骨折患者；薏苡仁、蓮子、炒山藥等，適用於脾虛泄瀉的骨折患者。

專家提示

選擇食物，除考慮病情外，還應兼顧體質的不同，如偏熱體質及熱性疾病，應選用性質偏寒的食物；偏寒體質及寒性疾病，應選擇性質偏熱的食物。此外，應忌食不易消化的食物，如糯米、山芋、芋艿等；忌飲水少；忌食過多的白糖；勿盲目補鈣，勿大量食用肉骨頭湯，勿偏食。

你知道嗎？ - ●

骨折患者要限制攝入蛋白質嗎？

骨折後長期臥床的患者不宜吃肉類、豆類等高蛋白食品，因為它們會在體內產生大量的酸性物質，導致鈣的流失，還會增加腎臟負擔。老年人骨折後，雖然要補鈣，但切忌過量，以防產生泌尿系統結石；攝入鈣量過多時要多喝水，以促進鈣的排出。

● -

3. 適合骨折患者的食療方

下面這幾個食療方有利於骨折患者的康復。

● **食療方一：鯉魚湯**

【材料】塘鯉魚500克，骨碎補15克，生薏苡仁50克，蔥白5根，生薑5片，黃酒30毫升。

【製作方法】鯉魚宰殺、洗淨，然後和其他材料一起燉熟後食魚飲湯。

【功效】具有接骨活血、消腫止痛的作用，適用於骨折初期。

● **食療方二：豬骨頭湯**

【材料】豬骨頭500克，接骨木50克，黑大豆125克。

【製作方法】將上述材料一起燉湯服用。

【功效】具有活血化淤、利水消腫、補腎長骨的作用，適用於骨折中期。

● 食療方三：雞蛋殼粉

【材料】雞蛋殼適量。

【製作方法】將雞蛋殼洗淨，烘乾，碾成粉。每次15克，每日服2次。

【功效】具有制酸、止血作用，適用於骨折癒合遲緩者。

● 食療方四：蟹末

【材料】全蟹2隻。

【製作方法】全蟹洗淨，烘乾，研成末。用黃酒送服。骨折者每次30克。

【功效】此方具有清熱散淤、活絡止痛、續筋接骨的作用。

● 食療方五：淡菜海參海蝦米

【材料】淡菜、海參、海蝦仁各125克，大茴香25克。

【製作方法】先將淡菜、海參、海蝦洗淨焙乾，加入大茴香一起研末，每晚空腹服3克。

【功效】適用於骨折後期。

● 食療方六：骨碎補粥

【材料】骨碎補10克，粟米100克。

【製作方法】將骨碎補煎湯取汁，與粟米同煮為粥，加紅糖適量，服食。

【功效】此粥具有活血祛淤、消腫止痛的功效。適用於骨折初期局部腫脹，移位畸形，疼痛劇烈，伴發熱、口乾、便秘、神疲者。

● 食療方七：羊骨粥

【材料】羊脊骨一副，陳皮10克，草果6克，高良薑10克，粳米100克。

【製作方法】將羊脊骨洗淨剁碎，與陳皮、草果、薑一起煎汁去渣，再入米同煮為粥，加酒、鹽適量。溫熱服用。

【功效】此粥具有補腎陽、強筋骨的效用。適用於腰膝酸冷無力及骨折癒合遲緩者。

● 食療方八：羊脊羹

【材料】白羊脊骨1具，粟米500克，羊腎2個。

【製作方法】白羊脊骨搗碎，粟米洗淨。羊脊骨中加入適量水，煮至骨熟；加入羊腎，再煮熟，取出過濾；將腎切塊，入蔥白、鹽、醬、花椒、糖適量，再與粟米及過濾的湯液同煨作羹食。

【功效】具有補腎益精、強壯筋骨的作用，適用於骨折後期局部無畸形、無腫脹，但時有酸楚疼痛、筋骨活動不利、體弱無力者。

專 家 提 示

骨折患者不宜攝取大量白糖。這是因為患者一旦攝入大量白糖，會引起葡萄糖的急劇代謝，從而產生丙酮酸、乳酸等代謝產物，使機體呈酸性中毒狀態。這時鹼性的鈣、鎂、鈉等離子便會立即被調動參加中和作用，以防止血液出現酸性。如此會大量消耗鈣，不利於骨折患者的康復。

▶ 骨折患者不能忽視功能鍛鍊 ◀

1. 骨折患者功能鍛鍊的原則

功能鍛鍊對骨折患者的康復非常重要，合理、科學的功能鍛鍊有利於促進患肢血液循環，減少肌肉萎縮，保持肌肉力量，防止關節僵硬，促進骨折癒合。那麼，在鍛鍊中，骨折患者應遵循什麼原則呢？

骨折早期功能鍛鍊的原則 傷後1～2週主要進行肌肉收縮鍛鍊，如上肢握拳、吊臂、提肩，下肢踝關節的背屈、放鬆等練習。鍛鍊的原則是：與骨折部位相鄰的上下關節暫不活動，而身體其他各部位關節均應進行功能鍛鍊，以促進患肢血液循環，有利於消腫，防止肌肉萎縮，避免關節發僵。

骨折中期功能鍛鍊的原則 傷後3～5週，除繼續進行更有力的肌肉收縮鍛鍊外，還應逐步活動與骨折部位相鄰的上下關節。動作應緩慢，尚可做一些關節自動性伸屈活動。接近臨床癒合後，逐漸加大活動範圍及活動次數，加大運動幅度和力量。

骨折晚期功能鍛鍊的原則 6週以後，骨折臨床癒合，此時應加強患肢關節的主動活動鍛鍊，逐漸練習在生理活動範圍內的各種活動，可做一些力所能及的輕體力工作，以使各關節迅速恢復正常活動。

骨折後患者的鍛鍊應以恢復肢體生理功能為中心，上肢以增強手的握力為中心，下肢以增加負重和步行為中心。鍛鍊要循序漸進，活動範圍由小到大，次數由少到多，以骨折部位不感疼痛、身體不感疲勞為度。

2. 功能鍛鍊的幾種形式

　　骨折患者的功能鍛鍊有徒手鍛鍊和器械鍛鍊兩種形式。

　　徒手鍛鍊　　即患者不借助器械進行傷肢或全身的自主活動，其目的是使功能儘快恢復，防止關節僵硬，肌肉萎縮。如前臂雙骨折，早期握拳、做小雲手，中期做大雲手，後期做反轉手練習；下肢損傷，練習踝關節背伸、蹠屈，股四頭肌舒縮活動，膝關節屈伸等動作。

　　器械鍛鍊　　是採用器械進行功能鍛鍊的方法，其主要目的是：加強傷肢的力量，促進傷肢關節運動功能的恢復。一般常用蹬車、手拉滑車、握搓鉛球等方法。如肩關節的功能鍛鍊可拉滑車，指間關節鍛鍊可搓小鐵球等。

　　不管是徒手鍛鍊還是器械鍛鍊，骨折患者都應在醫生的指導下進行，自己不可急躁，要根據自己的病情進行適度訓練。

3. 功能鍛鍊的注意事項

骨折患者在進行功能鍛鍊時，應注意以下事項：

上肢的各項活動要以增加手的握力和前臂旋轉功能、肘部屈伸功能為中心；下肢以增強其負重步行能力為中心。

進行功能鍛鍊時，要做到精神集中，呼吸均勻。

功能鍛鍊活動一定要循序漸進，活動範圍由小到大，次數由少到多，每一個動作都要緩慢進行，幅度必須達到最大限度，但切忌粗暴，不能讓患者感到疲勞，不能使骨折部發生疼痛。肢體活動要動作協調、平衡、對稱。

骨折患者要主動鍛鍊，持之以恆。

一切鍛鍊活動應在醫護人員指導下進行，在不影響骨折部位固定的條件下，以促進骨折的迅速癒合為目的而進行功能鍛鍊。

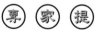 專 家 提 示

醫護人員應根據骨折的具體情況，鼓勵患者堅持進行有利於骨折癒合的功能鍛鍊活動，禁止做不利於骨折癒合的動作。

你知道嗎？ - - - - - - - - - - - - - - -

不同部位骨折，不同的鍛鍊方式

小雲手適用於尺、橈骨骨幹雙骨折，孟氏骨折、尺骨鷹嘴骨折的功能恢復期功能鍛鍊。以患側為右上肢為例，

介紹一下小雲手的動作。患者右腿向前跨出半步，右手緊握拳，前臂中立位，左手托住右腕，斜向左前方伸出。此時，右膝隨之微弓；當左手托著右腕由左前方向右畫過半圓形回到原位時，左膝隨之屈曲而右膝伸直；然後，左手托著右腕再向左前方斜行伸出時，右膝又隨之微弓。如此反覆進行。

骨折患者的心理療法

1. 老年骨折患者的心理變化

我國每年都有數以萬計的老年人因骨折而進入醫院治療，由於角色的突然改變、疼痛影響、生活自理缺陷，許多老年骨折患者產生了焦慮、恐懼等負面情緒，部分患者甚至自暴自棄，拒絕治療，嚴重影響康復及生活品質。因此，瞭解老年骨折患者的心理，積極進行心理疏導，消除患者的不良情緒，有利於患者的康復。

骨折後，老年人會產生哪些不良情緒呢？

焦躁、恐懼 人到老年，生理功能逐漸減退，對疼痛刺激、環境改變所引起的病理反應敏感，患者常帶著焦躁、恐懼的負面情緒，常為芝麻小事而激動。

抗拒、期盼 高齡患者疑心重，在骨折早期，因害怕疼痛、擔心骨折的預後，又懷疑醫護人員的技術，因此拒絕治療、護理；患者遭受意外創傷後，極度擔心拖累他人，但同時又很盼望得到大家的理解、支持。

急躁 在骨折早期，由於疼痛影響，部分患者對功能鍛鍊往往有一種抵觸心理，而有的患者對功能鍛鍊則急於求成，他們以為功能鍛鍊做得越早、越多，肢體功能就能越快恢復，於是自行增加鍛鍊次數、時間及增大幅度。

瞭解了老年骨折患者的心理變化，我們才能夠正確調整他們的心理，從而取得良好的治療效果。

專 家 提 示

老年骨折患者應以「既來之，則安之」的心態積極、樂觀地配合治療、護理，爭取早日康復。不要陷入悲觀之中。

2. 骨折患者進行心理調適的方法

在上文中我們已經介紹了骨折患者的心理變化，那麼，我們應該怎樣做好骨折患者的心理調適呢？

讓患者明白臥床、牽引或固定的目的 有些骨折患者由於治療的需要，常需臥床休息，採用牽引、夾板或石膏固定，患者往往覺得不便或難以忍受，對此醫護人員應給患者講清臥床、牽引或固定的目的及必要性，提高患者的信心，使其主動配合治療。隨時觀察牽引、固定情況，如有不適給予及時調整，家人也應多加關心和體貼。

讓患者瞭解治療方案 醫護人員不僅應充分瞭解患者的心理狀態，而且應向患者及其家屬交代全面的治療方案和預後，解除患者不必要的顧慮和緊張心理，使患者對治

療充滿信心。如需手術或手法整復者，會給患者帶來一定
的痛苦，在術前應對患者做好思想工作，講清這種方法治
療的目的以及必要性和可能性，以減輕患者的緊張和害怕
心理，提高患者的信心，使其積極配合治療。

讓患者明白功能鍛鍊的重要性　功能鍛鍊對骨折治療
有重要作用，患者可能由於怕痛或怕損壞了傷處而不敢活
動，或者不知如何正確地活動，醫護人員應講解功能鍛鍊
的目的、意義和必要性，以解除患者的思想顧慮，並給予
具體的提示、督促和檢查。家屬也一定要懂得骨折治療中
「動靜結合」的重要意義、鍛鍊方法及注意事項，並配合
醫護人員向患者做好解釋和思想工作，使患者懂得功能鍛
鍊的好處，並主動堅持鍛鍊，加速骨折癒合。

理解患者的心理　由於發病突然或病程日久，骨折患
者往往會產生不同程度的緊張、痛苦、恐懼、憂鬱，甚至
憤怒等情緒，有時還會與陪護人員、醫護人員爭吵。此
時，陪護人員、醫護人員應予以理解，盡可能滿足患者的
合理要求，對患者的悲觀消極情緒予以開導，並創造良好
的環境，使之心理上得到溫暖，爭取積極配合治療，早日
康復。

　　醫護人員應根據病情介紹一些骨折的基本知
識給患者，如疾病的治療措施、預期後果。或請
治療成功者做現身說法，以消除患者的思想顧慮
及猜疑情緒，增強治病的信心。

骨 科 病

怎樣做好骨折截癱患者的心理調適工作？

有時，骨折會帶來截癱的嚴重後果。這不僅給患者帶來痛苦和生活方式的突然改變，在心理上也會受到很大的打擊。因此，做好截癱患者的心理調適很有必要。

受傷之初，截癱患者在承受著急性損傷所帶來的痛苦和折磨的同時，常常抱有好轉的希望，治療上也能與醫護人員配合，這時期醫護人員應利用患者求治的慾望，一方面積極採取治療措施，以減輕傷殘程度；另一方面在精神上給予安慰、體貼，生活上給予關懷、幫助，使患者感到溫暖，緩解不良心理。

● 骨折的中醫療法 ●

適合骨折患者的中醫方劑

中醫認為，肢體傷於外，氣血傷於內，營衛不調，臟腑不和，外傷皮肉筋骨，內損經絡臟腑。因此，中醫治療骨折，注意局部與整體的統一，綜合傷者的全身及局部徵候，辨證論治。根據骨折的不同階段，給予活血散淤、補養肝腎、強壯筋骨等治療方法，內服、外敷藥物並用。

在骨折早期，適合骨折患者的中醫方劑主要有下面這幾種。

● 內服方劑

複方活血湯

【材料】柴胡15克，天花粉、當歸尾各9克，紅花、甘草各6克，穿山甲12克，酒浸大黃30克，酒浸桃仁15克。

【製作方法】將上述材料用水煎服。每天1劑。

【功效】有利於骨折患者的恢復。

活血止痛湯

【材料】當歸12克，川芎、乳香、沒藥、蘇木、紅花、土元、陳皮各6克，赤芍、紫荊皮各9克，田三七3克。

【製作方法】將上述材料用水煎用。每日1劑。

【功效】此湯可活血止痛。

正骨牡丹皮湯

【材料】丹皮、當歸、川斷、生地黃、川芎、炙乳香、炙沒藥、桃仁、紅花、赤芍各9克，骨碎補15克。

【製作方法】將上述材料用水煎服。每日1劑。

【功效】此湯有利於骨折患者的恢復。

活血祛淤丸

【材料】當歸、赤芍、丹參各60克，桃仁、紅花、山甲珠、土元、劉寄奴、香附、防己各30克，生大黃15克。

【製作方法】將上述材料洗淨，一起研成細末，製成水丸。每次服9克，每日2～3次。

【功效】此丸可活血化淤，適合骨折患者服用。

● 外敷方劑

清營消腫膏

【材料】大黃、芙蓉葉各60克，黃柏、黃芩、東丹、

骨科病

天花粉、滑石各30克，凡士林（或蜂蜜）適量。

【製作方法】將上述材料一起研成細末，與凡士林或蜂蜜調成軟膏。

【功效】此膏可消腫。

棄杖散

【材料】當歸尾、薑黃、紫荊皮各120克，生川烏、細辛、皂角、肉桂、透骨草、丁香、白芷、紅花各60克，凡士林（或蜂蜜）各適量。

【製作方法】將上述藥材一起研成細末，然後與凡士林或蜂蜜調成軟膏。

【功效】此方可消腫去淤。

外敷消腫膏

【材料】大黃、白芥子、生地黃、黃柏、烏藥、熟石膏、血竭、兒茶各6克，黃芩、赤芍、香附、南星、木鱉子、半夏、白芨、丹參、紅花、骨碎補各9克，木香、桃仁各12克，山梔子、劉寄奴各15克，雞蛋1個。

【製作方法】將上述材料一起研成細末，與雞蛋清調成糊狀，攤於紗布上。

【功效】可去淤消腫。

在骨折中期，中醫用藥應以補養肝腎、接骨續筋、祛淤生新為主。

● 內服方劑

接骨丸

【材料】土元、自然銅、穿山甲各20克，劉寄奴、地龍、歸尾各90克，雞骨150克，骨碎補、川斷各120克，製馬錢子9克，麻黃30克。

【製作方法】將上述材料一起研成細末，製成水丸。每次2克，每日3次，一般可連服4～6週。

【功效】可接骨續筋。

接骨散

【材料】血竭、自然銅各9克，乳香、紅花、骨碎補、川斷、杜仲、獨活各15克，雞腿骨120克。

【製作方法】將上述材料一起研成細末。每次沖服3克。

【功效】此方可接骨續筋，補養肝腎。

接骨湯

【材料】當歸、川芎、川牛膝、川斷、土元、炙乳香、炙沒藥、骨碎補、丹參、澤蘭各10克。

【製作方法】將上述藥材用水煎服。每日一劑。

【功效】此方可接骨續筋，補養肝腎。

● 外敷方劑

伸筋接骨膏

【材料】當歸、紅花、桂枝、骨碎補、川烏、草烏、乳香、沒藥、五加皮、茜草、赤芍、自然銅、白芨、透骨草、雞骨各30克，香油1500克，樟丹750克。

【製作方法】將原料入香油炸枯，去渣，煉油至滴下成珠時加樟丹，攪勻成膏，攤貼患處。

【功效】此方可接骨續筋，補養肝腎。

在骨折晚期，中醫用藥以補氣養血、強筋壯骨、溫經通絡為主。

骨 科 病

● **內服方劑**

八珍湯加味

【材料】黃芪15克，黨參、白朮、茯苓、當歸、熟地黃、白芍、牛膝、川斷各10克，川芎、炙甘草各6克。

【製作方法】將上述材料一起用水煎服。每日1劑。

【功效】此方可補氣養血，強筋壯骨。

● **外用方劑**

舒筋活血洗藥

【材料】當歸、紅花、松節、丹參、川烏、草烏、桂枝、伸筋草、透骨草各90克。

【製作方法】將上述材料一起煎湯服用。趁熱薰洗傷處，每日1～2次。

【功效】此方可補氣養血，強筋壯骨。

骨折患者的內服藥物既有西藥，如骨化三醇；又有中成藥，如三七傷藥片等。外用藥物可透過皮膚直接作用於患處，與內服藥物配合使用，可促使病情儘快恢復，如各種藥膏、藥散等。

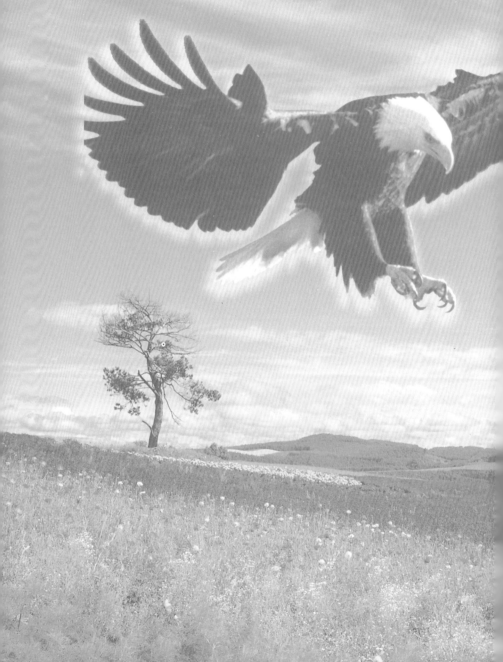

大展好書　好書大展
品嘗好書　冠群可期